泛发性脓疱型银屑病患教手册

高兴华　主编

2023

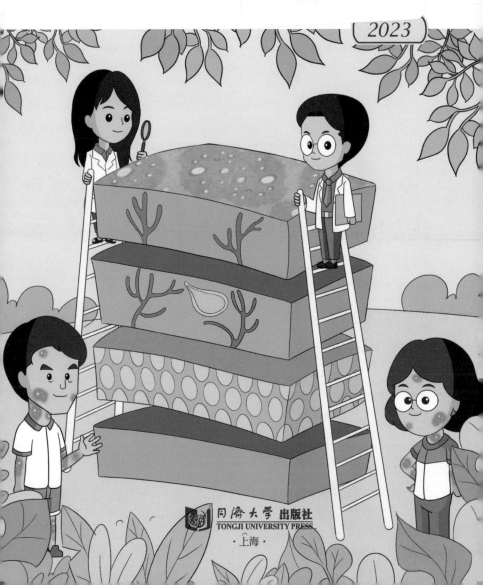

同济大学 出版社
TONGJI UNIVERSITY PRESS
·上海·

图书在版编目（CIP）数据

泛发性脓疱型银屑病患教手册/高兴华主编．－－上海：同济大学出版社，2023.4
ISBN 978-7-5765-0820-8

I.①泛… Ⅱ.①高… Ⅲ.①银屑病－诊疗－手册
Ⅳ.①R758.63-62

中国国家版本馆 CIP 数据核字（2023）第 066765 号

泛发性脓疱型银屑病患教手册

高兴华　主编

责任编辑　朱　勇
助理编辑　朱涧超
责任校对　徐春莲
封面设计　陈益平

出版发行　同济大学出版社　　　www.tongjipress.com.cn
　　　　　（地址：上海市四平路 1239 号　邮编：200092　电话：021-65985622）
经　　销　全国各地新华书店
印　　刷　上海丽佳制版印刷有限公司
开　　本　889mm×1194mm　1/32
印　　张　3.75
字　　数　101 000
版　　次　2023 年 4 月第 1 版
印　　次　2023 年 4 月第 1 次印刷
书　　号　ISBN 978-7-5765-0820-8
定　　价　36.00 元

编委会名单

主　　编　高兴华　中国医科大学附属第一医院

编写秘书　徐宏慧　中国医科大学附属第一医院

顾　　问　郑　捷　上海交通大学医学院附属瑞金医院

编　　委（以姓氏拼音为序）

高兴华　中国医科大学附属第一医院

耿松梅　西安交通大学第二附属医院

栗玉珍　哈尔滨医科大学附属第二医院

凌　霞　勃林格殷格翰（中国）医学部

吕成志　大连市皮肤病医院

史玉玲　同济大学附属皮肤病医院

陶　娟　华中科技大学同济医学院附属协和医院

徐宏慧　中国医科大学附属第一医院

徐金华　复旦大学附属华山医院

徐月晓　勃林格殷格翰（中国）医学部

杨　斌　南方医科大学皮肤病医院

张春雷　北京大学第三医院

郑　捷　上海交通大学医学院附属瑞金医院

郑　敏　浙江大学医学院附属第二医院

周怡君　勃林格殷格翰（中国）医学部

前言

　　泛发性脓疱型银屑病（Generalized Pustular Psoriasis，GPP）是一类以广泛红斑和无菌性脓疱为特征的十分严重且罕见的炎症性皮肤病。根据 2012—2016 年全国城镇基本医疗保险国家数据库的流行病学研究，GPP 粗患病率为 1.4/10 万人，该研究预估中国的 GPP 患者数约为 2 万人。GPP 作为一种复发性、发作性疾病，病程具有不确定性，可引起显著的皮肤和全身症状，同时可能伴有严重的并发症，使得 GPP 患者面临巨大的疾病及心理负担。因此，科学、规范且具人文关怀的患者教育工作十分必要。

　　《泛发性脓疱型银屑病患教手册》应运而生，这是我国首部关于 GPP 的患者教育出版物。本手册编写之前，编委会通过 GPP 患者组织收集了 GPP 患者迫切需要了解的疾病相关问题，并在编写时对这些问题一一进行了解答，力求做到"从患者中来，到患者中去"。本手册由国内皮肤科专家参与编写，通过图文结合的形式，为患者提供科学的、生动活泼的疾病科普，为患者提供了解疾病知识的途径，呼吁患者建立正确的疾病观念，及时就医。另外，本手册可以帮助患者了解正确面对疾病的方式，加强疾病自我管理意识与能力。希望本手册能够为 GPP 患者得到规范准确且简明易懂的疾病教育提供可靠参考，同时搭建医患沟通桥梁，切实帮助 GPP 患者。

高兴华

2023 年 1 月

前言

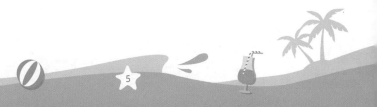

目录

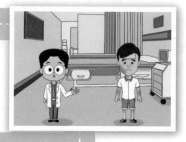

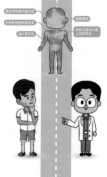

患者可能会伴有多种
并发症和共病

第一章　如何正确认识GPP

第二章　GPP 患者的日常生活提示

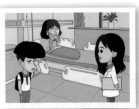

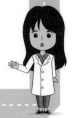

目录

第一章

如何正确认识 GPP

第一节 什么是GPP？

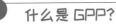 GPP 是什么样的？

 什么是GPP？ > > >

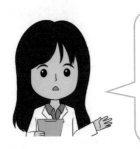

GPP，是 Generalized Pustular Psoriasis 的缩写，也叫做泛发性脓疱型银屑病。GPP 是一种自身炎症性皮肤病，严重时会危及生命，发作时需要及时治疗。

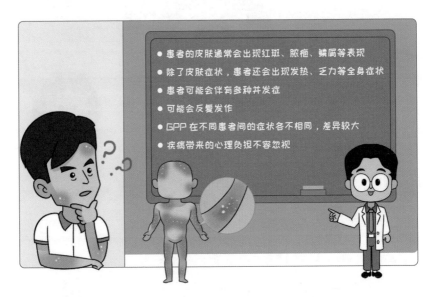

- 患者的皮肤通常会出现红斑、脓疱、鳞屑等表现
- 除了皮肤症状，患者还会出现发热、乏力等全身症状
- 患者可能会伴有多种并发症
- 可能会反复发作
- GPP 在不同患者间的症状各不相同，差异较大
- 疾病带来的心理负担不容忽视

 GPP 虽然会出现脓疱，但它不是传染性疾病！所以不必担心会传染给其他人。

GPP 的临床表现是什么样？

1 患者的皮肤会出现脓疱、红斑等 >>>

1

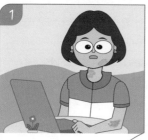

开始出现皮肤潮红，触碰时会出现疼痛的症状

2

在红斑基础上，全身上下可能会出现密密麻麻的针尖至粟粒大小的无菌性脓疱

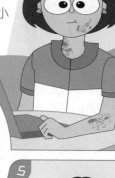

3

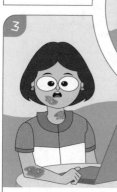

严重时一个个脓疱会融合成一片，最终形成脓湖

4

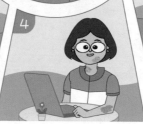

脓疱逐渐干燥结痂，病情会稍稍缓解

5

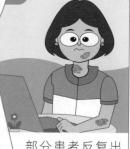

部分患者反复出现脓疱，也可能伴随皮肤疼痛、瘙痒等症状

无菌性脓疱是 GPP 最具有特征性的皮肤表现。

② 除了皮肤症状，患者还会出现其他症状 >>>

GPP 患者除了皮损表现及皮肤疼痛、瘙痒等症状，还可能会出现其他全身症状，比如：

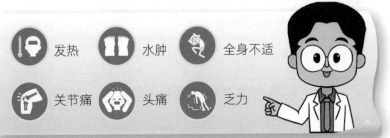

发热　水肿　全身不适
关节痛　头痛　乏力

不同患者的疾病症状也是不同的。

③ 患者可能会伴有多种并发症和共病 >>>

GPP 需要及时治疗，因为疾病可能带来多种并发症和共病，严重时甚至可能导致死亡。

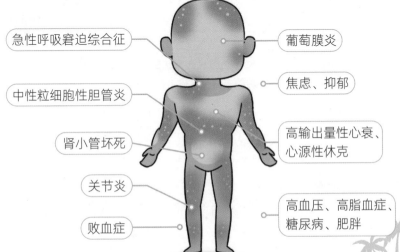

急性呼吸窘迫综合征

葡萄膜炎

中性粒细胞性胆管炎

焦虑、抑郁

肾小管坏死

高输出量性心衰、心源性休克

关节炎

高血压、高脂血症、糖尿病、肥胖

败血症

并发症、共病是什么？

并发症，指原发疾病的发展或是在原发病的基础上产生和导致机体脏器的进一步损害；而共病，又可称为伴发疾病或并存病，是指同时存在的、与主要诊断的疾病不相关的疾病，对机体和主要疾病可能发生影响。

4 GPP 在不同患者间的症状各不相同，差异较大 >>>

不同的患者，疾病发作时间和发作频率各不相同

不同的患者，疾病发作的症状和严重程度各不相同

患者可能每年会发作多次，也可能发作一次后间歇很久。有部分患者发生相关症状可能持续超过 3 个月

约 1/3 的患者即使接受了全身治疗，症状有所缓解的同时，也会存在持续性的脓疱皮损表现

GPP 发作时，约 50% 的患者需要住院治疗，一般住院时间在 10~14 天，会给家庭带来较大的经济负担

5 GPP 带来的心理负担不容忽视 >>>

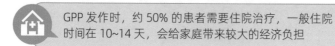

GPP 带来的这些"反复无常""缠缠绵绵"的病症不仅会导致身体的不适，还可能在不同方面影响患者的生活、社交，改变与亲人和朋友的互动方式，导致患者情绪低落，甚至焦虑、抑郁。

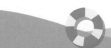

建议患者要积极面对自己的情绪波动，可以寻求家人和朋友的心理支持来减轻思想顾虑，以及在医护人员的帮助下获得更多关于疾病的认识，重拾治疗信心。

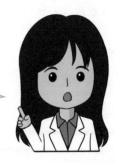

 GPP 小贴士

GPP 作为一种复发性、发作性的自身炎症性皮肤病，广泛的无菌性脓疱是它主要的特征，严重时可能会危及患者的生命。GPP 会导致大面积皮损和全身的不适，给患者带来很大的心理负担，因此，正确认识疾病相关知识非常重要。

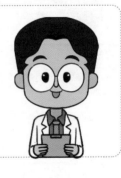

第二节 GPP 的疾病探索之旅

 GPP 历史小漫画

 GPP 是如何被大众知晓的 >>>

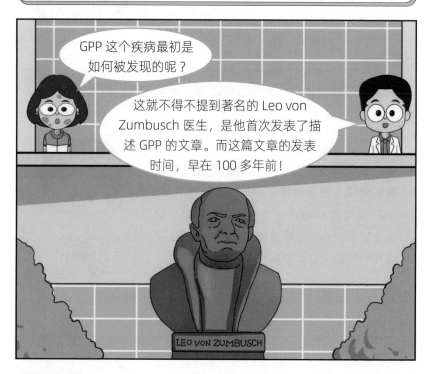

 科普时间

Leo von Zumbusch 医生于 1910 年发表了首份记录 GPP 的病例报告，距今已有 100 多年。

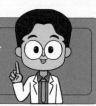

在这份报告里，GPP 最初的发现可能要追溯到 1892 年奥地利维也纳的一个诊所。当时 Riehl 教授先后接诊了两名患者，这两名患者还是姐弟关系。先从弟弟讲起吧！

1 第一例 GPP 患者

▷ 1892 年 1 月 29 日，弟弟初次就诊时被诊断为普通皮疹
▷ 弟弟后被诊断为银屑病，使用治疗银屑病的乳膏后出现全身脓疱
▷ 之后的 17 年中，弟弟反复出现上述症状

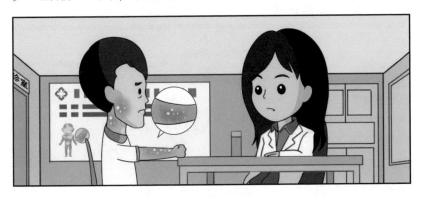

2 第二例 GPP 患者

▷ 第二例 GPP 患者为首例患者的姐姐，她的情况与弟弟类似，患有银屑病多年，但仅接受过一次治疗
▷ 1903 年 8 日 2 日，这名患者因饮酒导致病情加重后就医，入院时皮损严重，遍布全身，并伴有发热、乏力的症状
▷ 随后病情持续发展，这名患者出现了呼吸急促、狂躁不安的症状，最终不幸因窒息死亡

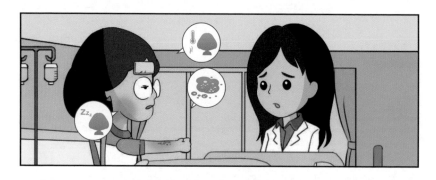

3 Leo von Zumbusch 医生发现这对姐弟经常间歇性反复出现以下症状 > > >

皮肤发炎、增厚

全身遍布针头大小的脓疱

皮损部位呈深红色、肿胀，几乎完全剥脱

发作几乎总是伴有发热和其他全身性炎症症状

4 Leo von Zumbusch 医生通过对临床表现、化验结果、尸检报告进行分析之后，得出结论 > > >

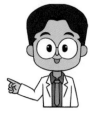

- 这与常见的银屑病症状并无太多相似之处
- 这是一种前所未有的银屑病

随着医学的不断发展，这种前所未有的银屑病被命名为泛发性脓疱型银屑病，其中急性 GPP 也被称为 von Zumbusch 型 GPP。

实际上，虽然 GPP 在 1910 年就已经被描述，但其病因和详细的发病机制直到 100 多年后才被医学专家们进一步阐明。

2011 年，GPP 被归类为自身炎症性疾病。

什么是自身炎症性疾病？

免疫系统功能失调而引起一系列机体自身炎症反应的一类疾病。

GPP 小贴士

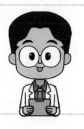

这就是 GPP 的疾病认知历程，在当时有限的医疗条件下，医学专家们一步一步不断探索，直到今天，我们才对这个疾病有了更清晰的认知。

第三节 世界上有多少人 "和我一样"？

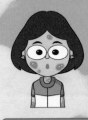

都说 GPP 是一种罕见病，那么世界上有多少人和我一样患有 GPP 呢？

患病率，指一段特定时间内，总人口中某种疾病的新出现患者＋现存患者所占比例

👤 普通人

👤 新患者　　患病率 = （一段特定时间内） $\dfrac{}{}$

👤 旧患者　　　　　　　　　　　　　（总人口）

没错，GPP 是一种罕见且严重的皮肤疾病，其患病率在不同国家之间存在差异，但全球总体 GPP 患病率极低。在中国，每 10 万人中仅有 1~2 人患有 GPP。

10万

1 纵观全球各国数据，GPP 患病率极低

国家	日本	法国	韩国
研究年份	1983—1989	2004	2011—2015
患病率 /10 万人	0.746	0.176	8.8~12.4

国家	日本	法国	韩国
研究年份	2012—2016	2015	2019
患病率 /10 万人	1.403	1.53	9

2 我国 GPP 患者的年龄分布特点

一项使用了 2012—2016 年全国城镇基本医疗保险国家数据库，覆盖约 5 亿参保人群的研究中调查分析了中国 GPP 患者的年龄分布情况：

▷ 我国 GPP 患病率呈现"双峰"分布

- 首次出现的患病高峰为 0~3 岁
- 第二个患病高峰则为 30~39 岁

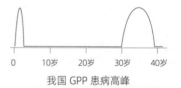

我国 GPP 患病高峰

 GPP 小贴士

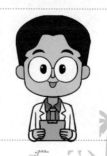

GPP 是一种罕见的皮肤病，临床上对于 GPP 的认知有限，由于诊断方法不准确以及研究方式各不相同，导致其患病率在不同国家和地区之间存在差异。GPP 在中国患病率极低，属于罕见病范畴。

第一章 如何正确认识 GPP

第四节　为什么会得 GPP，GPP 是如何发生的？

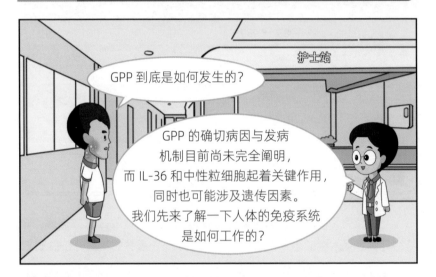

GPP 到底是如何发生的？

GPP 的确切病因与发病机制目前尚未完全阐明，而 IL-36 和中性粒细胞起着关键作用，同时也可能涉及遗传因素。我们先来了解一下人体的免疫系统是如何工作的？

科普时间

1. 人体的免疫系统

免疫系统是人体的防御系统，由免疫细胞、细胞因子、组织和器官组成，就像一支精密的军队，守卫着我们的健康

☆ 小知识：皮肤是人体最大的免疫器官

2. 免疫系统的功能

- 识别、清除、记忆外来入侵的病原生物
- 识别、清除体内发生突变的细胞、衰老死亡的细胞及其他有害成分

3. 这些识别、清除、记忆等一系列复杂过程称为免疫应答

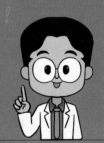

1 免疫系统又分为固有免疫系统和适应性免疫系统 > > >

▷ 固有免疫系统是指人体在出生时就具有的免疫系统

▷ 固有免疫系统反应快速，可以瞬间杀死大量"敌人"，但无法细致分辨病菌的特性

▷ 固有免疫系统包括巨噬细胞、中性粒细胞等

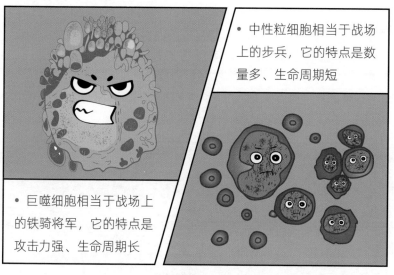

- 中性粒细胞相当于战场上的步兵，它的特点是数量多、生命周期短

- 巨噬细胞相当于战场上的铁骑将军，它的特点是攻击力强、生命周期长

▷ 适应性免疫系统是指人体在进化过程中获得的免疫应答系统

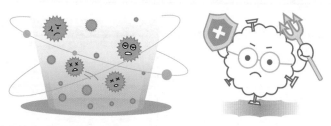

- 适应性免疫系统通过观察、识别陌生"敌人"，找到消灭"敌人"的方法，并对其进行精准打击。同时，它通过建立"数据库"的方式让人体对某种微生物产生快速应答

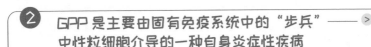

2 GPP 是主要由固有免疫系统中的"步兵"——中性粒细胞介导的一种自身炎症性疾病

▷ GPP 是固有免疫系统驱动的自身炎症性疾病，其中 IL-36 通路和中性粒细胞在发病过程中起到了关键作用

IL-36 通路　　中性粒细胞

3 在正常情况下，IL-36 信号转导通路是保证人体平衡的炎症反应通路

▷ IL-36 通路是免疫系统内的一种信号通路，IL-36 受体、IL-36 受体激动剂及 IL-36 受体拮抗剂是其中三个关键元素

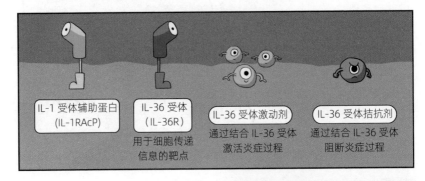

IL-1 受体辅助蛋白 (IL-1RAcP)	IL-36 受体 (IL-36R)	IL-36 受体激动剂	IL-36 受体拮抗剂
	用于细胞传递信息的靶点	通过结合 IL-36 受体激活炎症过程	通过结合 IL-36 受体阻断炎症过程

▷ IL-36（IL-36 受体的 3 种配体）结合至 IL-36R

▷ IL-36R 与 IL-1RAcP 聚集，形成异二聚体复合物，实现信号转导，释放促炎因子，促进炎症发生

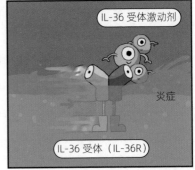

IL-36 受体激动剂

炎症

IL-36 受体（IL-36R）

▷ IL-36 受体拮抗剂通过与 IL-36 受体结合来阻断信号传递，从而阻断炎症过程

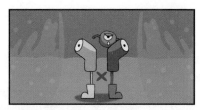

▷ IL-36 受体激动剂与 IL-36 受体拮抗剂总是在不断争夺 IL-36 受体，正常情况下二者的争夺总能达到一个平衡的状态，维持着人体的正常状态

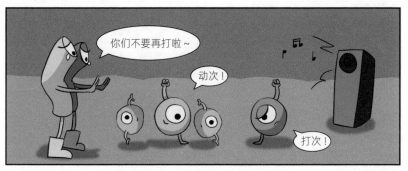

④ IL-36 通路在 GPP 的发病中扮演着重要角色 >>>

☑ **IL-36 受体拮抗剂突变**

▷ 有些遗传基因突变可能引起 IL-36 受体拮抗剂无法发挥正常作用，从而导致 GPP 的发生

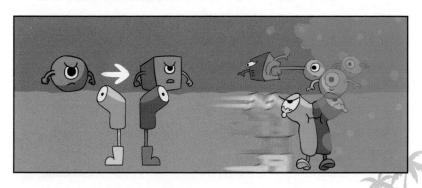

☑ IL-36 受体激动剂过表达

▷ 当 IL-36 受体激动剂表达过多时，也会导致 IL-36 信号传递失控，打破平衡，加重炎症反应

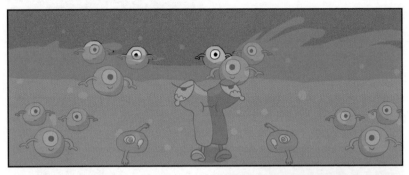

▷ 导致 GPP 典型的无菌性脓疱和其他皮肤表现及全身表现

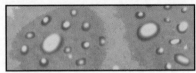

▷ 以上两种原因导致 IL-36 通路过度激活

GPP 小贴士

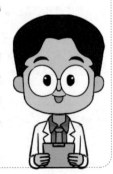

GPP 的确切病因与发病机制尚未完全阐明，可能涉及遗传和免疫应答异常等多种因素。GPP 的发生发展有众多炎症因子参与其中。

随着近年来人们对自身炎症因子机制理解的不断深入，IL-36 通路与中性粒细胞已经被逐渐认可为 GPP 发病的核心位置。阻断 IL-36 通路为靶向治疗 GPP 带来了全新启示，相信今后会让更多 GPP 患者从中受益。

第五节 GPP vs. 斑块状银屑病

 GPP 小漫画

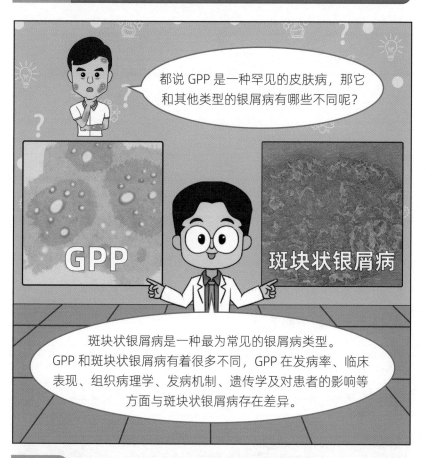

都说 GPP 是一种罕见的皮肤病，那它和其他类型的银屑病有哪些不同呢？

GPP

斑块状银屑病

斑块状银屑病是一种最为常见的银屑病类型。GPP 和斑块状银屑病有着很多不同，GPP 在发病率、临床表现、组织病理学、发病机制、遗传学及对患者的影响等方面与斑块状银屑病存在差异。

 科普时间

1 什么是斑块状银屑病？ >>>

 通常所说的"牛皮癣"，就是指斑块状银屑病

▷ 斑块状银屑病为最常见的银屑病类型

▷ GPP 属于一种罕见皮肤病，每 10 万人中仅 1~2 例 GPP 患者

▷ 部分患者会同时患有 GPP 和斑块状银屑病，65% 以上的 GPP 患者有斑块状银屑病

银屑病类型

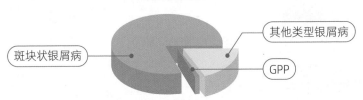

2 二者的临床表现显著不同

☑ 皮损的不同之处

• 斑块状银屑病的皮损表现为边界清晰的对称斑块，银 / 白色的鳞屑，皮肤增厚

• GPP 的皮损表现为广泛的红斑、脓疱、鳞屑

☑ 临床表现的不同之处

• 斑块状银屑病主要以皮肤症状为主，很少危及生命

• GPP 可伴随全身症状（如发热、乏力、剧痛等），可能伴随心脏、肝脏、肾脏等多种皮肤外脏器受累，严重时甚至可能导致死亡

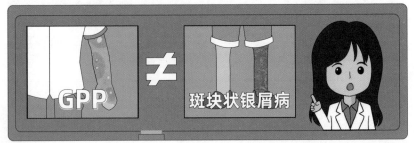

3 二者的组织病理学特征不同 >>>

什么是组织病理学？

通过活体组织检查（简称活检），在局部采用切取、钳取、粗针穿刺和搔刮等手术方法从患者身上获取病变处组织，再借助显微镜对病变处组织学或细胞学进行病理学诊断

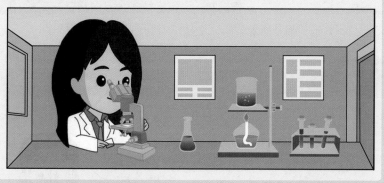

▷ 斑块状银屑病组织病理学特征主要为 T 淋巴细胞浸润，少见中性粒细胞

▷ GPP 的组织病理学特征主要为表皮内广泛的中性粒细胞和单核细胞浸润

4 二者的发病机制存在差异 >>>

☑ 斑块状银屑病的发病机制

- 主要由适应性免疫介导
- 主要是 IL-23/IL-17 信号通路参与

☑ GPP 的发病机制

- 主要是由中性粒细胞介导的自身炎症性疾病
- IL-36 通路的过度激活，导致下游炎性细胞因子增加，中性粒细胞募集和浸润增加，最终导致无菌性脓疱等 GPP 症状形成

▷ 斑块状银屑病与 HLA-Cw6 等有关

▷ GPP 与 HLA-Cw6 无关，近 50% 的 GPP 患者已被证明携带与 GPP 相关的 ≥ 1 个基因变异，最常见的有 IL-36RN、CARD14、AP1S3 等

综上所述，GPP 与斑块状银屑病有显著的不同，二者在发病率、临床表现、组织病理学、发病机制、遗传学等多个方面都存在差异。除此之外，GPP 相关的共病及并发症治疗也加重了患者的经济负担。

 GPP 小贴士

GPP 和斑块状银屑病是由不同机制引起的不同类型银屑病，适用于斑块型银屑病的治疗方法不一定适用于 GPP。因此，在医生处获得正确的诊断和治疗很重要。

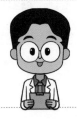

第六节 哪些症状可能提示 GPP 发作了？该如何识别？

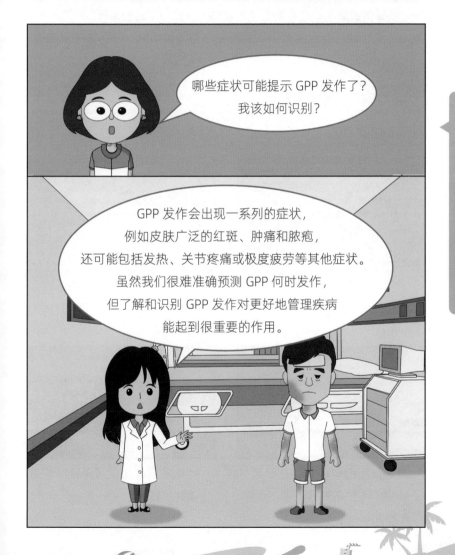

GPP 发作小漫画

哪些症状可能提示 GPP 发作了？我该如何识别？

GPP 发作会出现一系列的症状，例如皮肤广泛的红斑、肿痛和脓疱，还可能包括发热、关节疼痛或极度疲劳等其他症状。虽然我们很难准确预测 GPP 何时发作，但了解和识别 GPP 发作对更好地管理疾病能起到很重要的作用。

尽早识别 GPP 发作

 1 毫无预警地出现广泛的脓疱和其他全身症状提示 GPP 可能发作了

▷ 患者的皮肤出现广泛的红斑、疼痛的脓疱和干燥的鳞屑

▷ 患者可能感到极度疲倦、肌肉无力和关节疼痛，还可能感到发冷、恶心或没有食欲

2 GPP 发作时的特征表现

☑ **皮损表现**

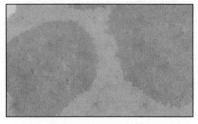

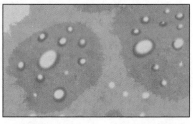

- GPP 发作最初可能表现为皮肤突然出现红斑，呈现火红色

- 随着疾病进展，在红斑基础上逐渐出现广泛而密集分布的无菌性脓疱

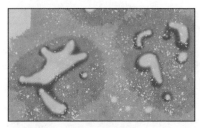

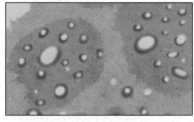

- 然后，脓疱可以连接在一起并破裂，使皮肤变得脆弱、红肿、疼痛和鳞片状

- 肿痛的皮肤上又可形成新的脓疱并重新开始循环

- GPP 发作并不总是以同样的方式和症状出现，GPP 的皮损可能发生在身体的任何部位

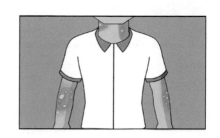

☑ 其他症状表现

- 患者可能感到浑身不适或极度疲劳

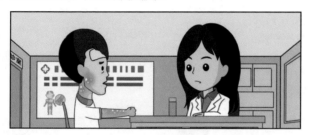

- 还可能感到发热、寒战、恶心、关节痛、肌痛或没有食欲

发热　　寒战　　恶心

关节痛　　肌痛　　没有食欲

- 部分患者可伴有地图舌、沟状舌等症状，其他部位黏膜及指（趾）甲也可能会有影响

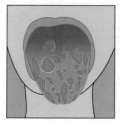

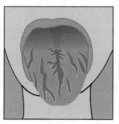

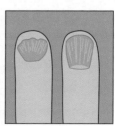

地图舌　　　　沟状舌　　　　指（趾）甲

▷ 感染

多为上呼吸道感染：普通感冒、病毒性咽炎、细菌性咽-扁桃体炎等

▷ 不规范的治疗

全身和局部激素类药物的突然停用、不规范使用等

▷ 一些特殊药物

如锂、β受体阻断剂、抗疟药、抗TNF-α药物和乌司奴单抗

▷ 环境因素

太阳暴晒或刺激性物质

▷ 精神因素

焦虑、紧张、情绪应激等

▷ 其他疾病

甲状腺机能减退，类风湿关节炎，心肌病等

▷ 妊娠

也就是怀孕

▷ 其他诱因

接种疫苗等

4 尽早识别 GPP 发作及发作的可能诱因有利 > > > 于患者更好地管理自身健康

通过尽早识别 GPP 发作及发作的可能诱因，可以帮助患者在疾病管理方面发挥积极作用（疾病管理详见本书后面的相关章节）

▷ 一旦感到 GPP 即将或正在发作，便需要立即就医，因为 GPP 发作的严重程度难以预估，必须引起重视

GPP 小贴士

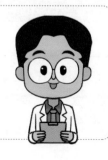

GPP 发作可能出现广泛的脓疱、高热、寒战和皮肤疼痛性病变等症状，严重时可能会引起器官衰竭和感染性并发症甚至危及生命。GPP 的发作时间和严重程度难以预测，尽早识别 GPP 发作并及时就医可以更好地管理疾病。

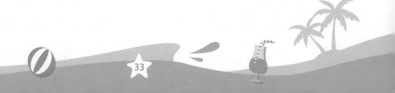

第七节 GPP 还有很多类型?

听说 GPP 也分为多种类型?

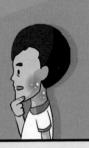

急性 GPP

妊娠期 GPP

婴幼儿脓疱型银屑病

环状脓疱型银屑病

GPP 的局限型

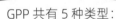

GPP 共有 5 种类型:
包括急性 GPP、妊娠期 GPP、婴幼儿脓疱型银屑病、
环状脓疱型银屑病及 GPP 的局限型。
这 5 种类型的 GPP 有各自的临床特点,
了解 GPP 的分型有助于患者更好地了解疾病本身,
从而科学地管理疾病。

5 种类型的 GPP 有其各自的临床特点

1 急性 GPP 的特点 > > >

▷ 急性 GPP，即 von Zumbusch 型 GPP，这个名字是不是很眼熟？这就是以 Leo von Zumbusch 医生命名的类型。急性 GPP，顾名思义，是主要以发作为表现的 GPP 类型

你还记得 GPP 发作的主要特征吗？

▷ 患者发病阶段会出现红斑，随着疾病进展，在红斑基础上会出现无菌性脓疱，有触痛感，可遍布全身，以躯干为主

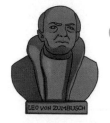
红斑

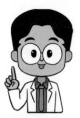
无菌性脓疱

▷ 患者还可能出现不同程度的食欲不振、恶心、寒颤、发热、关节疼痛或肌痛、肝脾肿大等全身炎症症状

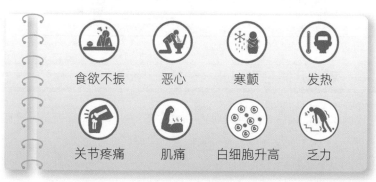

食欲不振　　恶心　　寒颤　　发热

关节疼痛　　肌痛　　白细胞升高　　乏力

第一章　如何正确认识GPP

▷ 严重时会引起器官衰竭和感染性并发症，甚至危及生命

▷ 成人发病前多伴有寻常型银屑病病史，而儿童发病前多无寻常型银屑病病史

▷ 慢性期如无新发脓疱，红斑逐渐转至正常肤色，一般 1~2 周后病情自然缓解

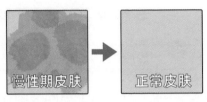

慢性期皮肤 → 正常皮肤

② 妊娠期 GPP 的特点

▷ 妊娠时反复发作是妊娠期 GPP 的特点，常发生于怀孕中晚期，多持续至婴儿出生或出生后数周

▷ 发病的临床表现和急性 GPP 相似

▷ 妊娠期 GPP 患者发作情况严重时可能影响胎儿生命，需格外注意

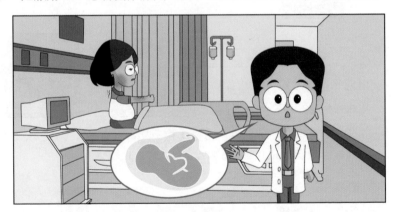

③ 婴幼儿脓疱型银屑病的特点

▷ 婴幼儿可能因遗传或感染导致 GPP 发作，发作时临床表现可呈环状或 von Zumbusch 型，与成人相似，常伴高热等症状

▷ 少数患儿因症状不典型而被误诊

GPP 妊娠期及婴幼儿脓疱型银屑病的发病人群较为特殊，听从医嘱选择合适的治疗方式很重要。

4 环状脓疱型银屑病的特点 >>>

▷ 环状脓疱型银屑病在发病阶段以环状皮损为特征，在进展阶段，红斑、鳞屑和脓疱持续出现，通常为亚急性或慢性病程

▷ 当皮损缓慢消退后，皮损边缘遗留鳞屑，一般没有全身症状

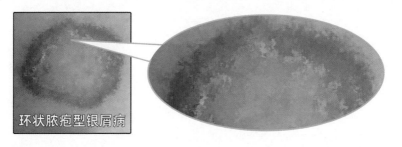

环状脓疱型银屑病

5 GPP 的局限型的特点 >>>

▷ GPP 的局限型最常见的诱因是银屑病皮损在治疗过程中受到不规则外用糖皮质激素、维 A 酸类药物、维生素 D_3 衍生物及其他外用药物（包括煤焦油、蒽林等）等的刺激，导致原皮损加重

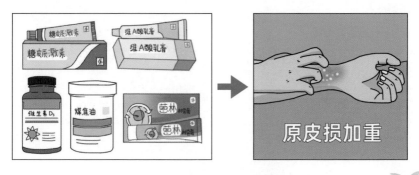

原皮损加重

▷ 有时 GPP 的脓疱也可能只发生在局限的部位

GPP 小贴士

　　总之，GPP 的 5 种临床类型不尽相同，有其各自的特点，了解 GPP 的分型可以更好地了解疾病本身、更好地与医生一起管理疾病。

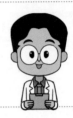

第二章

GPP 患者的
日常生活提示

第一节 如何应对GPP发作?

 GPP 小漫画

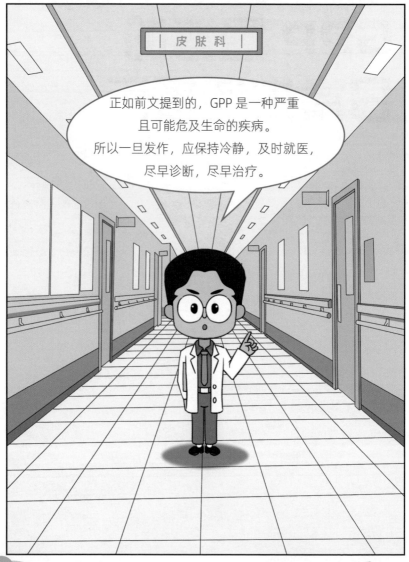

1 GPP 发作时的应对方法

☑ 如果 GPP 发作，我该怎么办?

- 最重要的是尽早识别 GPP 发作，发作时应保持冷静并立即就医

> **你还记得 GPP 发作时的特征吗?**
>
> GPP 发作时的主要特征表现为皮肤突然出现火红色的斑片，在这个基础上，广泛出现脓疱，还伴有发热、关节痛和乏力等全身症状。

- 不要听信任何偏方、秘方、验方。不要轻信广告中"根治"的说法，那些所谓永不复发的"特效药"或"特效疗法"往往都没有经过规范的临床试验，疗效跟安全性都得不到保证

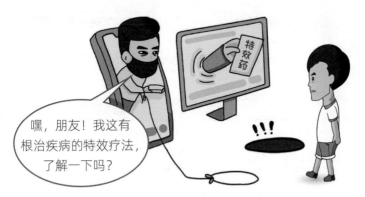

- GPP 需要科学的管理和治疗，患者应到正规医院，在专业医生的指导下规范治疗，不可胡乱用药
- 应积极与医生沟通所希望达到的治疗效果，从而共同制定针对这次发作的治疗目标

第二章 GPP 患者的日常生活提示

☑ 发作时应注意保护皮损部位

- 发作患者应注意保护皮损部位，避免各种刺激

- 褶皱部位皮肤禁用热水搓擦，以防加重病情（由于不同 GPP 患者的发病情况不尽相同，具体情况应遵循医嘱）

- 当 GPP 发作时，患者多伴有高热、萎靡、食欲缺乏等，更严重的患者常出现水电解质紊乱

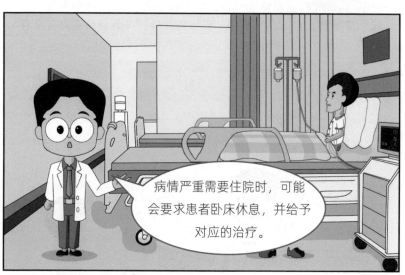

> 病情严重需要住院时，可能会要求患者卧床休息，并给予对应的治疗。

② 去医院前，我该准备什么 ⟩⟩⟩

- 就医时，应随身携带既往病例本，方便医生及时了解既往的病史情况。应妥善保管好每一次检查的资料，方便复查

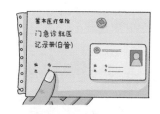

3 每次发作情况的积极记录，有助于疾病管理 >>>

- 治疗期间患者需要有耐心，建议患者可记录下 GPP 发作时的症状、症状的严重程度及持续时间，方便医生跟进治疗效果，调整治疗方案
- 此外，患者要正视自己的情绪变化，并向就诊的皮肤科医生说明，以便医生做出及时的处理

GPP患者日常管理笔记——发作记录				
日期		发作持续时间		
突出症状	☐ 皮损：红斑、脓疱		☐ 发热	
	☐ 寒战		☐ 疲倦感	
	☐ 头痛		☐ 关节疼痛	
诱发因素	☐ 感染		☐ 药物	
	☐ 妊娠		☐ 压力	
	☐ 刺激性软膏或护肤霜		☐ 暴晒	
情绪变化	☐ 有点痛		☐ 轻微痛	
	☐ 疼痛明显		☐ 疼痛严重	
	☐ 剧烈痛			
备注				

4 正确应对 GPP 发作固然重要，预防 GPP 发作同样重要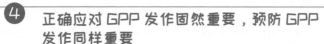

- 减轻 GPP 发作带来的病痛
- 提高患者的生活质量
- 减轻患者的经济负担

　　所以要未雨绸缪，防患于未然，提高预防 GPP 发作的意识。在日常生活中，患者应当规避可能诱发 GPP 发作的常见因素。

 GPP 小贴士

　　简而言之，GPP 这种疾病具有不可预测性，随时可能出现新的发作，患者需要认识并接受这一点。当发现或感觉到发作的最初迹象时，应保持冷静，立即就医。此外，患者应调整心态，与皮肤科医生积极合作，更好地共同管理 GPP 发作。

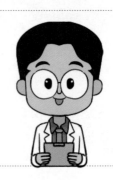

第二节 GPP患者如何做好疾病管理，过好自己的生活？

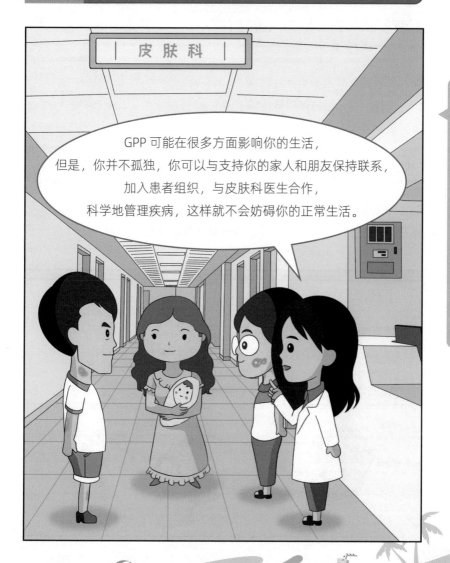

学会接受 GPP，这里有一些让你的生活更美好的建议

1 试着向身边的人解释 GPP，让他们更了解这种疾病 >>>

▷ GPP 是一种自身炎症性疾病

▷ 这种疾病不会通过接触传染

▷ 这种疾病具有不可预测性，随时可能发作

2 加入一个或多个患者组织可以使你收获良多 >>>

▷ 加入患者组织有助于你与其他 GPP 患者建立联系

▷ 可以为你提供情感关怀、心理支持及科普教育

▷ 让你了解此类疾病的最新治疗动态

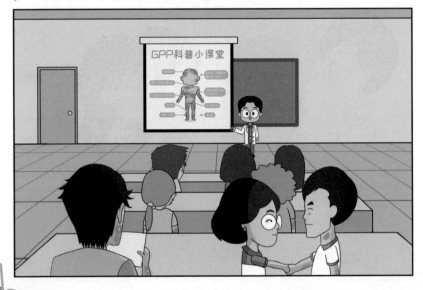

在 GPP 管理中发挥积极作用，
了解如何在疾病管理中发挥积极作用的方法

3　就医前你需要准备哪些东西？　>>>

▷ 整理好既往的病史资料，包括就诊记录、化验检查报告等。按照时间的先后顺序排列好检查报告，这样可以方便医生在最短的时间内比较全面地了解你以往就诊的经过，对你的病情有一个大致的了解，既可以节省问诊的时间，又可以避免不必要的重复检查

▷ 收集疾病家族史，包括有关近亲的健康信息，这样可以为医生诊断提供线索

▷ 就医前想好此次就医的目的，即想要医生为你解决的问题。最好能清楚地表述给医生，这样就可以让医生很快知道你的需求从而给予针对性回答

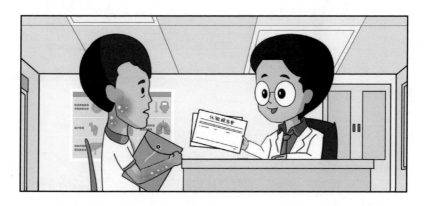

**4　就医时，如何和你的皮肤科医生一起寻找　>>>
最合适的治疗方案？**

　　首先，和你的皮肤科医生开诚布公地沟通是十分重要的，告诉医生你的患病经历，以便医生在制定治疗方案前充分了解你的症状以及 GPP 对你的影响。

☑ 以下是一些你可能和医生讨论的事

- 你需要告诉医生你所有的症状——包括可见的和不可见的症状
- 告诉医生最困扰你的身体症状（例如关节疼痛和极度疲倦）
- 让医生知道 GPP 如何影响你的生活

☑ 就诊时，请不要忘记这些

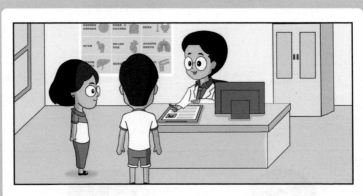

- 和你的皮肤科医生一同制定明确的治疗目标并同时记录你的进展情况
- 询问你的医生做出哪些简单的改变会对你两次发作之间出现的GPP症状有所帮助
- 妥善保存好每次的就诊记录、检查结果，以便你可以跟踪检测结果、诊断、治疗计划和服用的药物
- 询问医生是否可以推荐心理医生或支持小组来帮助你在治疗GPP时管理情绪

其次，对治疗要有耐心，正确地认识疾病和治疗过程很重要。由于疾病可能反复发作，一次发作恢复后也会出现新的发作。GPP 导致的共病或并发症可能还需要其他的治疗。

5 就医后，不断提升自我管理观念，你需要了解和做些什么？　>>>

☑ 为什么定期看医生、随访很重要？

- GPP 会反复发作，定期看医生是十分必要的
- 随访可以保持对你病情的稳定管理
- 也可以减少你错过预约和没有按医嘱治疗的概率

☑ 可以自己调整治疗药物吗？

- 不建议自行调整治疗药物，应去医院在医生的指导下调整药物的种类和剂量，否则不但会影响治疗效果，也可能加快疾病的进展

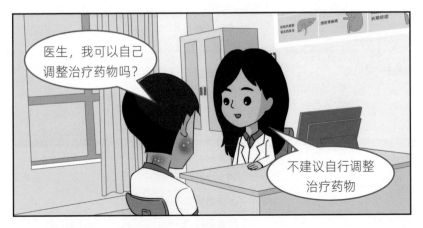

☑ 管理疾病，你自己能做些什么？

- 对于每次发作，请注意你的症状、症状的严重程度及持续时间
- 每周写下你的感受时，你可以看到疾病是如何随时间的推移而变化的
- 记录你在症状恶化时感觉到的任何早期迹象
- 记录疾病发作之前出现的任何可能的诱因
- 跟踪自己的感受，你是焦虑还是充满希望？并向你的皮肤科医生说明任何情绪变化

第二章　GPP患者的日常生活提示

GPP患者长期管理记录表 (示例)						
填写时间						
此次影响你最严重的症状	勾选（√） 严重状况需医生根据情况进行评估		皮肤呈红色			
			脓疱			
			干燥结痂			
	患者依据自身状况打分 （0~4分） (0分=无症状， 1分=几乎无， 2分=轻度， 3分=中度， 4=重度)		瘙痒			
			发热			
			头痛			
			关节痛			
			乏力			
			寒战			
可能的诱发因素	勾选（√）		感染			
			突然停用激素			
			焦虑			
			太阳暴晒			
			妊娠			
		其他				
情绪影响	勾选（√）		情绪良好			
			轻微影响			
			明显影响			
			严重影响			
			极度影响			
最近使用的药物						
症状持续时间						
一天中做什么会让症状变得更好或糟糕 （如：吃饭、锻炼、起床等）						
饮食管理	（如：是否保持清淡）					
皮肤管理	（如：是否注意皮肤保湿）					
其他	（除列表外的其他状况）					

GPP 小贴士

简而言之，与 GPP 的这场战争并不孤独，GPP 患者一定要树立正确的治疗理念，注重生活中的自我管理，积极与医生分享自己希望达到的治疗效果，共同制定明确的治疗目标；其次，患者要有耐心，积极记录治疗进展，方便医生跟进疗效；最后，患者也要做一个"有心人"，记录下生活的细节，过好自己的生活。

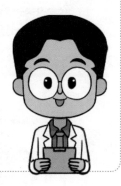

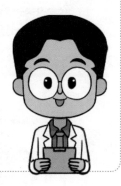

第二章　GPP患者的日常生活提示

第三节 GPP 患者有什么护理皮肤的注意事项？

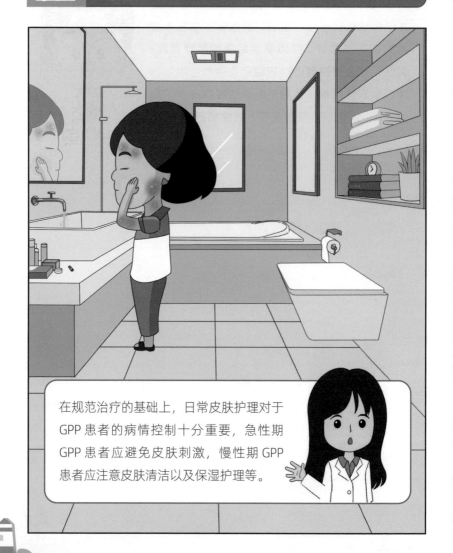

在规范治疗的基础上，日常皮肤护理对于 GPP 患者的病情控制十分重要，急性期 GPP 患者应避免皮肤刺激，慢性期 GPP 患者应注意皮肤清洁以及保湿护理等。

1 对于 GPP 发作患者，避免皮肤刺激就是最好的护理方式 >>>

▷ 避免接触化学物品、肥皂、洗涤剂
▷ 避免穿着化纤类衣物，应穿着纯棉衣物
▷ 避免搔抓皮肤
▷ 避免使用热水清洗

2 日常皮肤护理有哪些方法及注意事项？ >>>

▷ 皮肤有脓疱时，一定要遵循医生建议用药
▷ 脓疱干涸时，应注意清洁与保湿护理

☑ 清洁注意事项

• 应限制淋浴或泡澡的次数，最多不要超过每日 1 次
• 同时，将淋浴时间限制在 5 分钟以内，将泡澡的时间限制在 15 分钟或更短的时间内
• 水温以 35℃ ~ 37℃为宜，避免用热水清洗
• 清洗皮肤时避免使用肥皂和磨砂膏，避免用力搓揉导致皮肤刺激

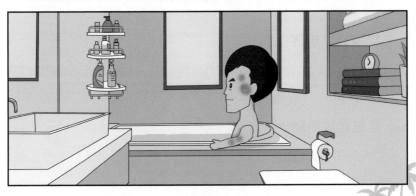

☑ 保湿护理方法及注意事项

▷ 使用润肤霜

- 每次洗手、淋浴后涂抹保湿霜或软膏有助于保护皮肤，润肤霜有助于减少红肿和瘙痒，也有助于皮肤愈合
- 尽量在浴后 5 分钟内，将无香料的润肤霜温和地涂抹在全身皮肤上

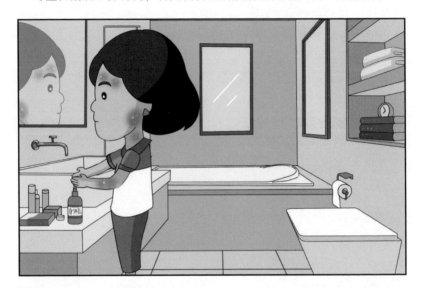

 有时候专业的医疗护理人员可能会对皮损处进行专业的护理，到底什么叫皮肤封包护理，皮肤湿包护理呢？

☑ 皮肤封包护理

- 即对涂敷药物的患处表面进行封闭式包裹，形成相对封闭的环境，防止汗液挥发，保持皮肤的湿度，从而促进皮肤对药物的吸收

☑ 皮肤湿包护理

- 即内层为湿性敷料，外层为干性敷料。干性外层可以减少湿性内层的水分蒸发，延长内层的保湿和镇静作用

☑ 尽量克制抓挠冲动

- 当你有抓痒的冲动时，可以在发痒的皮肤上轻轻涂抹保湿霜，而不是抓挠

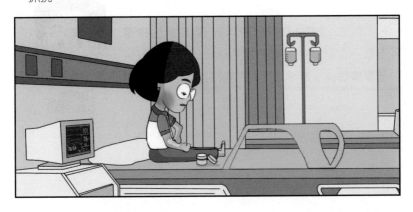

3 GPP 患者可以使用化妆品吗？如何选择护肤品？ >>>

- GPP 患者一般皮肤敏感，容易受到外部刺激而加重病情，应避免选择含有香精、酒精等对皮肤有刺激性的化妆品
- 应选用具有保湿作用、温和不刺激的润肤及防晒用品
- 保湿产品应首选经过临床验证对 GPP 有辅助治疗作用的，其次考虑个人的舒适感及经济承受能力

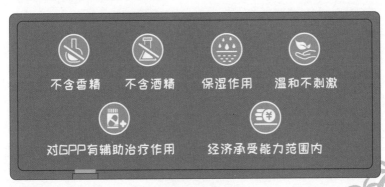

不含香精　　不含酒精　　保湿作用　　温和不刺激

对GPP有辅助治疗作用　　经济承受能力范围内

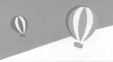

GPP 小贴士

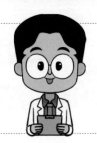

　　总之，GPP 的皮肤护理是 GPP 防治的重点之一。科学的皮肤护理方法可以帮助皮肤恢复屏障功能，能帮助更好地管理疾病。

第四节　GPP 患者饮食有禁忌吗？怎样饮食对疾病好转更有利？

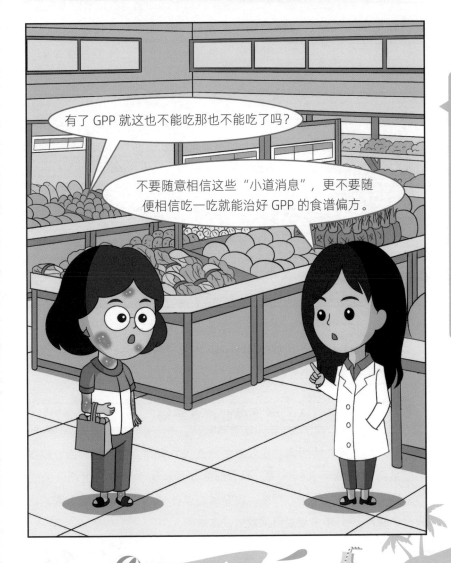

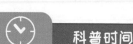

1 GPP 患者在日常生活中需要忌口吗？ >>>

▷ GPP 患者忌口应该视个体差异而定，盲目忌口易导致患者营养缺乏

▷ 忌烟酒和高糖、高脂食物是必要的，频繁或单次过量饮酒、频繁吸烟及过多摄入高脂高糖类食物都与 GPP 的发病有着一定的联系

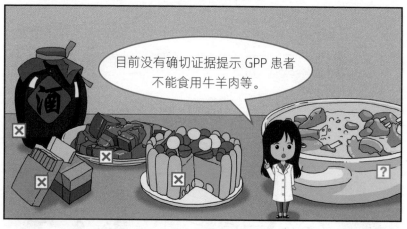

目前没有确切证据提示 GPP 患者不能食用牛羊肉等。

▷ 由于 GPP 的具体发病机制尚未明确，因此不能排除少数患者的发病可能与食物有关，患者对某些食物过敏可能起到诱发 GPP 的作用，应避免再次食用该食物

2 GPP 患者应当遵循哪些饮食原则？ >>>

饮食的干预与银屑病的管理有关，选择的食物、营养素和饮食模式可能会影响 GPP 患者的病情。而合理的饮食有助于 GPP 患者增强免疫力，提高患者生活质量。那么，GPP 患者吃什么比较好呢？接下来，让我们来谈谈 GPP 患者应当遵循哪些饮食原则。

☑ GPP 患者可采用低脂、低胆固醇的易消化饮食

- 对于 GPP 患者来说,在饮食上要注意有些食物应该少吃或不吃,首先,应避免吸烟、饮用烈性酒及辛辣刺激性食物

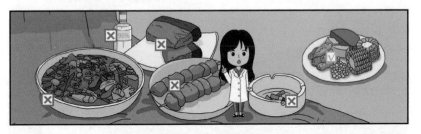

- 其次,应避免选择烧烤煎炸等高热量的烹饪方式,尽量选择可减少水分及营养的流失,且不增加热量的炖煮方式,少食用烟熏食品和烤肉,多食用玉米等粗粮
- 最后,进食瘦肉、鸡蛋、牛奶、豆制品、新鲜蔬菜和水果等,以保证营养,提高机体免疫力

☑ GPP 患者应适当多食新鲜蔬菜水果

- 蔬菜水果中富含维生素 C、维生素 E、β- 胡萝卜素、硒元素及类黄酮等抗氧化剂,可能有助于 GPP 患者体内氧化应激与抗氧化剂防御的平衡,清除自由基,发挥抗氧化活性

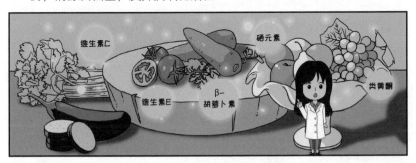

- GPP 患者可选择摄入一些有利于降低 GPP 发病率的抗氧化食物,如胡萝卜、西红柿、芹菜、茄子及新鲜水果,这可能跟这些食物含有丰富的类胡萝卜素、类黄酮和维生素 C 有关

☑ GPP患者可以考虑尝试摄入更多的ω-3脂肪酸（ω-3 PUFA）、单不饱和脂肪酸、纤维素或复合碳水化合物

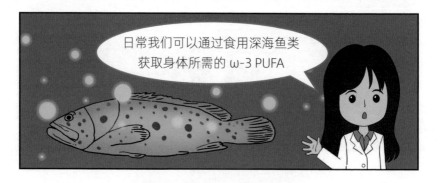

日常我们可以通过食用深海鱼类获取身体所需的ω-3 PUFA

📣 Tips

- ω-3 PUFA是一组多元不饱和脂肪酸，为人体的必需脂肪酸，常见于深海鱼类

- 单不饱和脂肪酸主要是油酸，如花生油、橄榄油等

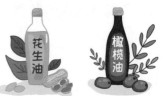

- 纤维素是由葡萄糖组成的大分子多糖，人类膳食中的纤维素主要含于蔬菜和粗加工的谷类中

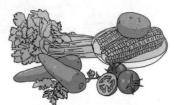

- 碳水化合物由三种主要成分组成，即淀粉、纤维素和糖。糖是简单的碳水化合物，而淀粉和纤维素是复合碳水化合物。复合碳水化合物可以在豆类、豌豆、蔬菜和全谷物等食物中找到

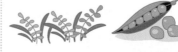

☑ GPP 患者可以适当补充富含维生素 D 的食物

- 适当补充维生素 D 可能对改善 GPP 有益，GPP 患者在日常饮食中可适当增加维生素 D 的摄入量，选择食用瘦肉、脱脂牛奶等

☑ GPP 患者应当多喝水，保持二便通畅

☑ GPP 患者可以选用上述营养丰富的食物进行搭配，做到营养均衡，增强免疫力，提高生活质量

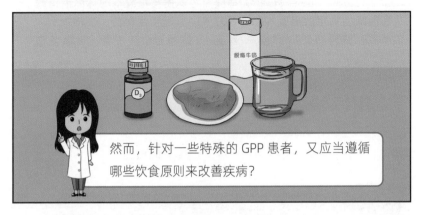

然而，针对一些特殊的 GPP 患者，又应当遵循哪些饮食原则来改善疾病？

▷ 对于患有乳糜泻的 GPP 成人患者，推荐无麸质饮食，即严格戒断含有麸质的食物，如馒头、面条、面包及意大利面等，而改为以马铃薯、玉米等为主，以及购买有无麸质标示的食品

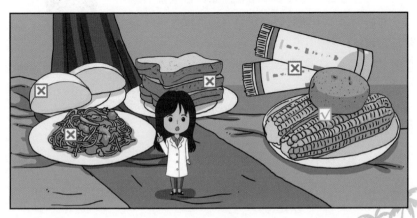

▷ 仅在对麸质敏感性血清学标志物检测呈阳性的 GPP 成人患者中，建议进行为期 3 个月的无麸质饮食试验，作为 GPP 标准药物治疗的辅助干预措施

▷ 对于超重和肥胖（BMI ≥ 25）的 GPP 成人患者，强烈建议低热量饮食

BMI 是什么？

BMI（Body Mass Index）指数为身体质量指数，简称体质指数，是国际上常用的衡量人体胖瘦程度以及是否健康的一个标准。
计算公式为：BMI= 体重 ÷ 身高^2（体重单位：千克；身高单位：米），BMI ≥ 25 为超重。

• 肥胖和 GPP 的发病率及严重程度增加有关，低热量饮食可改善 GPP 的严重程度，提高患者生活质量
• 低热量饮食的能量摄入范围为每天 800~1 400kcal

GPP 小贴士

盲目的"忌口"不可行。忌口应该视个体差异而定，不确定时一定要咨询皮肤专科医生的建议！

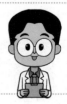

GPP 患者家属专题

第一节　GPP 患者及家属心理压力大，该如何共同应对不良情绪？

自从我妈妈患上 GPP 后，她经常感到焦虑、恐惧和担心，不喜欢和别人过多交流，我有时也会感到焦虑不安。

大多数患者会对 GPP 的反复发作存在恐惧心理，进而表现出焦虑、紧张、抑郁、自卑等心理。在陪伴患者的治疗过程中，家属也容易产生焦虑等心理问题。这一系列的不良情绪都需要科学应对。

1 GPP 患者心理负担大，不良情绪应该如何 应对？

☑ 不要逃避讨论 GPP

- 经常逃避谈论 GPP 反而会成为 GPP 患者的一种负担。当 GPP 患者准备好敞开心扉时，诚实和坦率地讨论病情可以帮助 GPP 患者缓解压力

☑ 该如何与其他人谈起 GPP

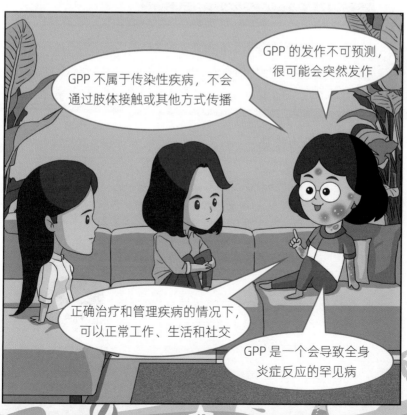

☑ 学会"放轻松"

- "放轻松"对 GPP 患者而言，说起来容易做起来难，但拥有一些"属于自己的时间"是一个好的开始

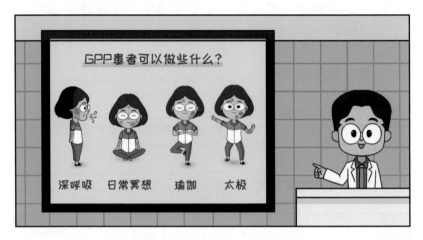

GPP患者可以做些什么？

深呼吸　日常冥想　瑜伽　太极

像深呼吸、日常冥想练习、瑜伽或太极这样的活动可以激活身体的放松反应，这有助于降低 GPP 患者的血压、心率和呼吸频率，并降低皮质醇等压力荷尔蒙的水平。无论是冥想还是太极都能起到正面效果，关键是找到适合 GPP 患者自身的方法，并坚持下去。

☑ 尝试认知行为疗法

 认知行为疗法（Cognitive Behavioral Therapy，CBT）是一组通过改变患者思维和行为来纠正其不良认知，达到消除不良情绪和行为的短程心理治疗方法。

GPP 患者可在心理医生的指导下，尝试用 CBT 去识别消极和不良情绪，并替换为积极和正面的情绪。

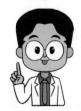

- 写日记是 CBT 常见的方法之一，可以记录下生活中所有美好的瞬间，通过翻看日记可以帮助 GPP 患者重新调整心态，提升幸福感

☑ 设定目标或培养爱好

- GPP 患者可制定一个每天冥想 10 分钟的目标，或者培养一个爱好，比如尝试画画或进行一个富有创造性的项目，这可以帮助 GPP 患者转移注意力，缓解压力

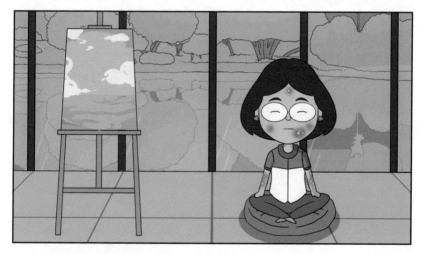

☑ 坚持每天运动

- GPP 患者需要坚持运动，最好每天不少于 30 分钟。可以出去散散步，让自己置身于大自然之中来放松心情；也可以跳舞或做任何可以提高心率和内啡肽（身体产生的缓解压力和疼痛的化学物质）水平的活动

▷ 首先，家属的情绪再悲观也于病情无利，相反，保持积极良好的心态，增强自己应对疾病的信心，才能给患者带来更多的正能量，帮助他们一起面对疾病、与疾病作斗争

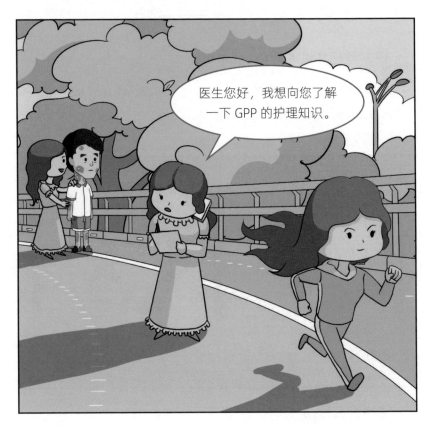

▷ 其次，家属应和医生保持沟通，及时获知治疗效果、护理知识、治疗费用、治疗时间以及药物安全信息，减轻自身的不安和焦虑

▷ 最后，家属也应该注意保持自身的健康，适当放松身心，照顾好自己，对患者的照顾才能持久

3 重视心理健康并积极寻求帮助对 GPP 患者及家属而言都非常重要

▷ GPP 患者一定要重视自己的心理健康，心理是否健康、心情是否舒畅都可能影响病情发作

▷ 无论是 GPP 患者还是患者家属，千万不要害怕寻求帮助，通过心理专业人员或一些患者组织，GPP 患者可以获得一些心理上的帮助，保持心理健康及心情舒畅，从而更好地管理 GPP

GPP 小贴士

　　总之，GPP 对于患者与家属而言都是一个巨大的考验。患者和家属应该加强对于疾病本身的认识。患者可以逐渐学会不逃避谈论 GPP，和自己的主治医生保持沟通，设置合理的治疗目标。GPP 不会传染他人，正确治疗和管理疾病的情况下可以正常工作、生活和社交。

　　重视心理健康并积极寻求帮助对 GPP 患者及家属而言都非常重要，找到并加入患者组织可能会有很大帮助。当 GPP 患者或家属出现焦虑、抑郁、自卑等症状严重影响睡眠等正常生活时，可寻求专业医生的心理疏导，进行认知教育，淡化心理压力。

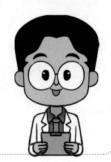

第三章 GPP 患者家属专题

第二节　被诊断了 GPP 的亲人，我该如何帮助你？

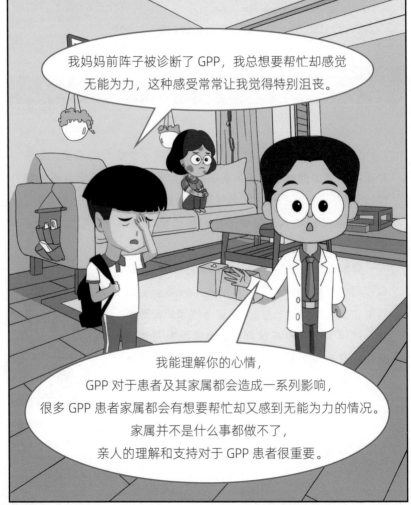
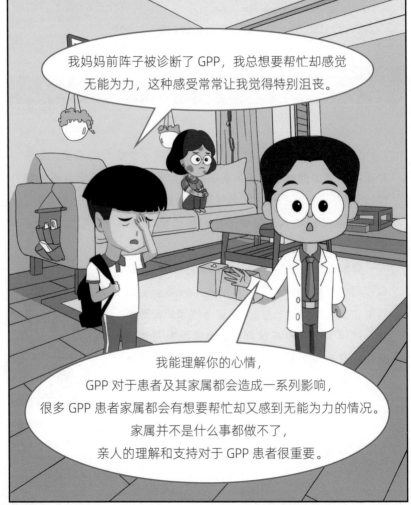

☑ **家属需要正确了解 GPP**

☑ **家属需要支持和理解 GPP 患者**

- 如果你的家人患有 GPP，你必须学着去了解这个疾病和它给患者带来的各方面影响。在家庭中，人们通常不需要刻意隐藏自己的一些问题和难处，但对于 GPP 患者来说，却并非如此

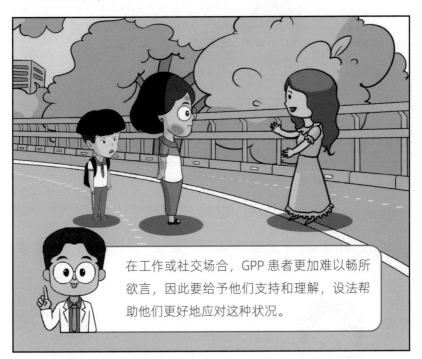

在工作或社交场合，GPP 患者更加难以畅所欲言，因此要给予他们支持和理解，设法帮助他们更好地应对这种状况。

☑ **家属应直接询问 GPP 患者需要什么，而非自己假设**

- 通过询问的方式，了解 GPP 患者是否需要有人陪同一起去看医生或帮助评估治疗方案。询问他们更想要的是一个愿意倾听的对象还是一个能令他们感到愉悦的对象

第三章　GPP患者家属专题

☑ 家属应鼓励 GPP 患者积极接受治疗

- 许多 GPP 患者对治疗效果不明显感到沮丧，因此完全放弃了治疗。虽然这可以理解，但绝不是一个好办法。绝大多数病例通过规范的治疗是可以得到控制的

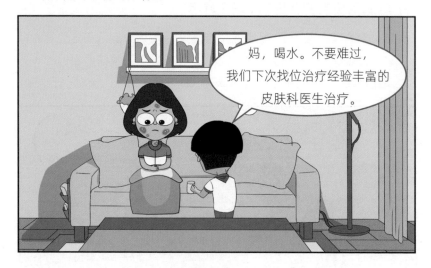

妈，喝水。不要难过，我们下次找位治疗经验丰富的皮肤科医生治疗。

所以，如果你的家人不再愿意看医生了，需要鼓励他们找一位有治疗经验的皮肤科医生再次尝试，接受治疗。

☑ 家属应鼓励 GPP 患者与朋友保持联系，做他们喜欢的事情

- 许多 GPP 患者会变得自闭，不愿与外界交流

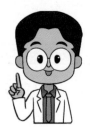

如果出现这种情况，最好试着去干预，鼓励 GPP 患者与朋友保持联系，做他们喜欢的事情。

但需要采取温和的方式，并且循序渐进，不要过于强迫他们做没有准备好的事情，可能会起到反效果造成他们的焦虑。

☑ 家属应减少 GPP 患者来自家庭的压力

- GPP 发作的已知诱因之一是压力，来自家庭的压力有时也难以避免。但是家属可以和患者谈谈自己能做些什么来缓解他们的压力。减少他们的压力或允许他们有更多的时间休息

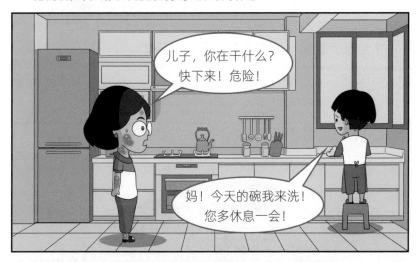

☑ 家属应认真对待 GPP 患者可能会发生的心理问题，如焦虑、抑郁

- GPP 除了会影响患者身体，还会给患者心理健康带来很大影响。焦虑、抑郁和 GPP 可以同时发生，部分 GPP 患者同时也患有心理疾病，因此，不可忽视任何迹象

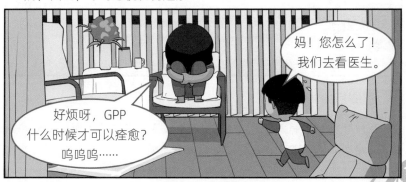

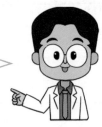

当 GPP 患者长时间感到悲伤或对日常活动失去兴趣时，应鼓励他们尽快去看医生或心理治疗师。

☑ **作为患者家属，不要自己承受所有压力**

- GPP 患者需要来自家属的帮助和支持，但对于有一定自理能力的成年患者，并不用事无巨细、方方面面地进行照护

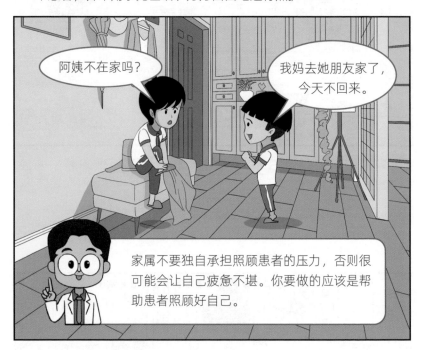

阿姨不在家吗？

我妈去她朋友家了，今天不回来。

家属不要独自承担照顾患者的压力，否则很可能会让自己疲惫不堪。你要做的应该是帮助患者照顾好自己。

☑ **家属应照顾好自己**

- 当你在照顾患有 GPP 的家人时，确保自己的生活尽可能少受影响也很重要。如果你的家人开始变得孤僻，需要多与其沟通来帮助缓解孤僻的症状，而同时家属本人也要多做一些自己喜欢做的事情

同样，如果你也感到压力和负担较大时，需要请其他朋友或家人一起帮忙和分担。

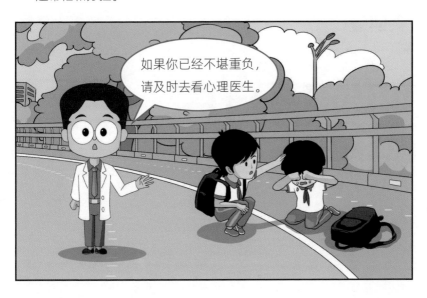

 家属的支持对于GPP患者非常重要

总之，作为家属，应从积极的方面给予关心、安慰与引导，在体谅GPP患者心理创伤及精神痛苦的基础上，鼓励GPP患者缓解心理负担，使他们感到家庭的温暖与幸福，以更好地配合医生进行治疗。另外，找到患者社群或者患者组织，和患者家属们一起分享心路历程，会让你和你的家庭感受更多的支持和力量。

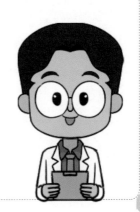

第四章

如何治疗与预防 GPP

第一节 GPP 的治疗原则和
目标是什么？

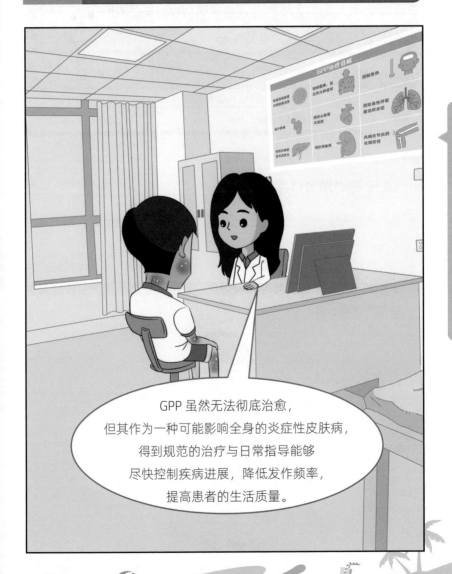

GPP 虽然无法彻底治愈，
但其作为一种可能影响全身的炎症性皮肤病，
得到规范的治疗与日常指导能够
尽快控制疾病进展，降低发作频率，
提高患者的生活质量。

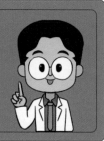

GPP 虽不能治愈，但可以通过规范的治疗使病情得到控制，因此治疗过程中 GPP 患者与医生进行有效的沟通是一项重要的环节。

① GPP 的治疗目标 >>>

GPP 的治疗目标可分为短期目标和长期目标。

GPP 的短期治疗目标

- 在发作期间快速改善皮肤症状，减轻全身症状，以防止潜在的并发症发生

- 此外，还应侧重于预防 GPP 患者进一步的并发症，如中性粒细胞性胆管炎、葡萄膜炎、急性呼吸窘迫综合征、心力衰竭、肾前性肾衰竭和严重感染等

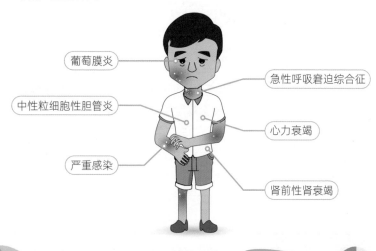

☑ GPP 的长期治疗目标

- 预防疾病复发、疾病恶化及并发症的发生，如高血压、糖尿病、高脂血症、缺血性心脏病、关节炎和胆管炎
- 最终目的是提高患者的生活质量

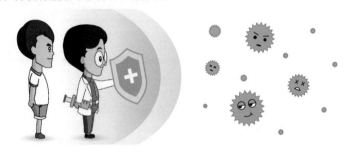

☑ 特殊 GPP 患者的治疗目标

- 妊娠期的 GPP 患者发作时应及时治疗，需防止并发症的出现影响母亲和胎儿的健康

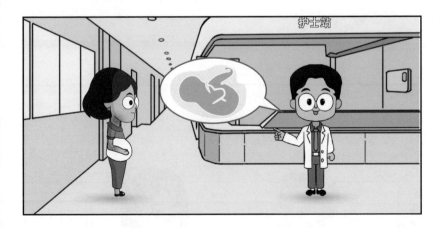

- 婴幼儿脓疱型银屑病的患者应侧重于预防复发

　　但不论是哪一类患者，都需要告知医生所期望的疾病管理目标，对目标达成一致，以此来提高生活质量并减轻由疾病导致的情绪负担。

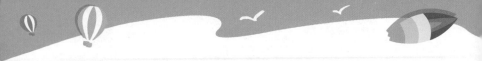

GPP 治疗目标

快速控制脓疱并预防新皮损	控制瘙痒、发红和水肿症状 	控制发热
减少疼痛	预防心血管并发症 	预防急性呼吸窘迫综合征 
控制并发的胆管炎	预防肾衰竭	控制共病，如银屑病关节炎

2 勿信偏方，正规治疗才是第一原则 > > >

▷ GPP 患者在选择治疗时，不应听信所谓的偏方、秘方、验方，不急于求成，不盲目追求"根治"，各种广告中很多能"根治"、永不复发的"特效药"或"特效疗法"没有经受规范临床试验，是不可靠的

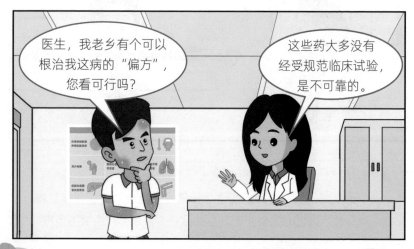

▷ GPP 患者应去正规医院，在专科医生的指导下规范治疗，医生会全面考虑 GPP 患者的病情、需求、耐受性、经济承受能力、既往治疗史及药物的不良反应等，综合制定合理的治疗方案，使用确保安全的、目前皮肤科学界公认的治疗药物和方法

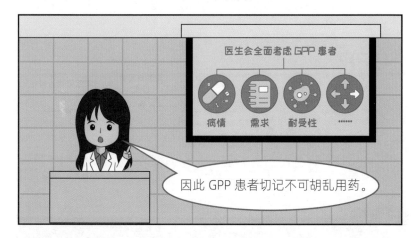

因此 GPP 患者切记不可胡乱用药。

3 当前国内外 GPP 治疗领域正在蓬勃发展 ＞＞＞

☑ **有关 GPP 治疗的国内外进展**

- 近年来针对 GPP 药物治疗的研究取得了很大的进展，主要是在生物靶向治疗方面。生物靶向治疗是一种针对性的治疗手段
- 新近研究发现 IL-36 通路在 GPP 发病机制中发挥关键作用，这也标志着 GPP 靶向治疗新时代的开始

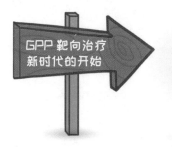
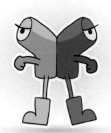

白细胞介素 -36（IL-36）通路

☑ 国家对 GPP 等罕见病的关注度

- 我国对 GPP 等罕见疾病的关注度日益提升，近年来出台了包括公布国家罕见病目录、加速罕见病药品审评审批、组建全国罕见病诊疗协作网等政策措施，相信不久的将来，针对 GPP 的有效药物便能惠及我国患者

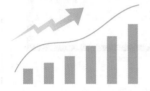

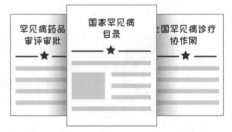

 GPP 小贴士

总之，GPP 虽不能治愈，但可以通过规范的治疗使病情得到控制，因此治疗过程中 GPP 患者与医生进行有效的沟通，调整期望值是一项重要的环节。

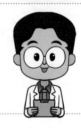

GPP 小漫画

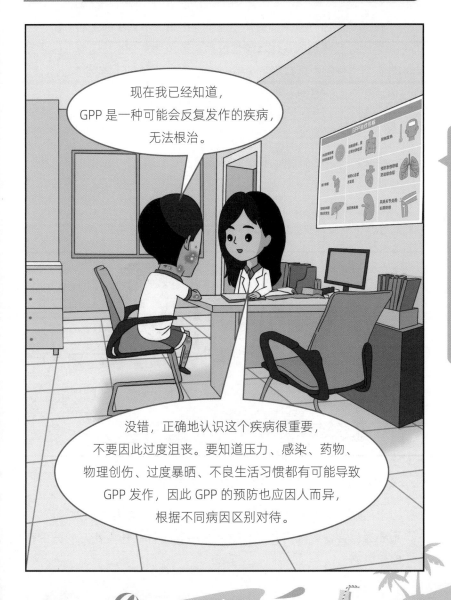

第四章　如何治疗与预防GPP

1 预防 GPP 再次发作的措施有哪些？ > > >

　　不规范的用药、感染、精神心理负担过重、不健康的生活习惯、一些特殊药物以及特别的身体状态如妊娠都可能诱发 GPP。因此，GPP 患者需要在日常生活中具有预防疾病复发的意识，虽然不能完全阻止复发，但注意以下方面，可能有助于降低发作频率。

☑ 规范治疗

- 杜绝偏方，GPP 的治疗不能急于求成。盲目追求"根治"只可能适得其反
- 不要自行停药
- 需要在正规医院专业医生指导下用药

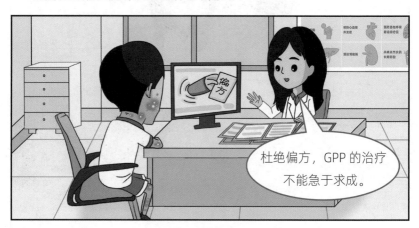

杜绝偏方，GPP 的治疗不能急于求成。

☑ 警惕可能诱发 GPP 发作的特殊药物

- 由于部分药物也可以诱发 GPP 发作，因此患者需要警惕此类药物，不要擅自尝试药物，并且 GPP 患者需告知其他开具处方的医生有 GPP 病史

☑ 预防感染

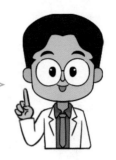

感染可能会给患者的免疫系统带来更多压力，GPP 常见的诱因之一便是感染，因此做好个人防护，预防感染很重要

- 隔离传染源有助于避免感染
- 加强锻炼、增强体质、改善营养、确保饮食生活规律、避免受凉和过度劳累是预防感染最好的方法
- 除此之外，GPP 患者可以通过戴口罩、勤洗手等方式预防感染，尤其是在公共场合需要做好个人防护。GPP 患者也可以考虑随身携带一小瓶抗菌凝胶，这样可以在无法立即洗手的情况下保持双手的清洁

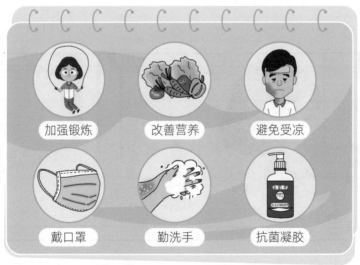

加强锻炼　　改善营养　　避免受凉

戴口罩　　勤洗手　　抗菌凝胶

☑ 放松心情，减少压力

- GPP 患者可尝试一些放松技巧，如冥想、瑜伽等

- 锻炼是减少压力和焦虑的最好方法之一。几乎任何体育活动都能让人头脑清醒，增加内啡肽，放松心情
- 想想哪些事情会给自己带来满足感？哪些事情会带来压力？勇敢向可能带来压力的事说"不"！
- 可以试试将生活中的事按优先次序排列

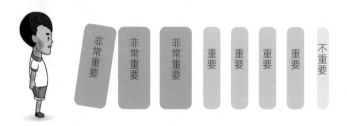

☑ 避免皮肤干燥、刺激及损伤

- GPP 患者可使用保湿乳液来防止皮肤干燥，在寒冷、干燥的天气中尤其需要注意保湿。也可尝试在室内使用加湿器来使皮肤保持湿润状态

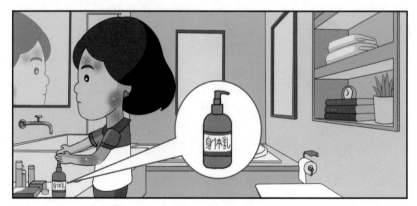

- GPP 患者在穿着方面应注重衣物面料的选择，一些材料会引起皮肤摩擦，从而导致疾病发作。尽量远离尼龙和人造丝，选择棉质面料，并使用不含刺激性化学物质的洗涤剂清洗衣物，从而减少对皮肤的刺激

- GPP 患者应避免对皮肤的搔抓、磕碰、切割、烧烫等各种创伤

☑ 避免过度暴晒

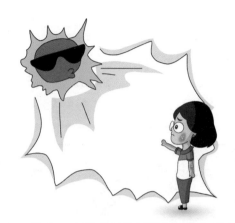

- 适当的日晒可能对预防 GPP 发作有好处，因为紫外线可以减缓皮肤细胞的生长。但是过度暴露在阳光下或是晒伤都可能引发 GPP，因此 GPP 患者应避免过度暴晒

- 如果必须处于户外环境，GPP 患者一定要做好防晒措施，比如涂抹防晒霜，并经常补涂，以避免晒伤

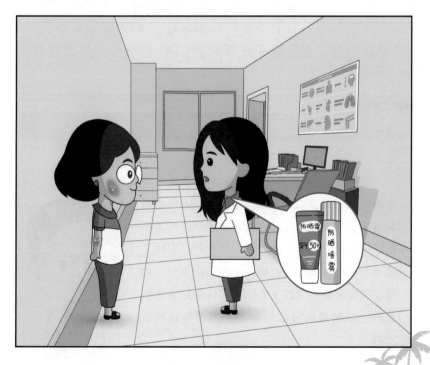

☑ 保持健康的生活方式

- GPP 患者应保持健康的体重，超重会增加 GPP 患者突发疾病的风险
- 多吃水果与蔬菜，保持健康的饮食习惯
- 不良嗜好，如吸烟、酗酒等都可能诱发 GPP 再次发作。GPP 的反复发作在有这些不良嗜好的人群中更加常见，因此患者需要养成良好的生活习惯，如戒烟、避免大量饮酒等。通过药物治疗和自身调理来预防发作

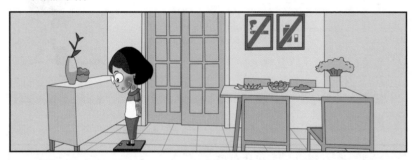

☑ 特殊人群，如正处于妊娠期的 GPP 患者，尤其需要积极地随访

 GPP 小贴士

GPP 虽然不可预测，但患者仍可在日常生活中尽可能发挥积极作用来预防 GPP 的再次发作。你可以通过管理日记或使用智能手机跟踪记录自己发作时的症状，这样可以帮助了解更多贴合自身的真实情况，有效识别自己的潜在诱发因素；除此之外，还可以观察自己身上的症状与诱因是如何随着时间的推移而变化的。

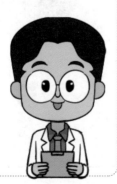

第五章

临床医生如何诊断 GPP

第一节　医生会通过哪些症状表现来诊断 GPP？

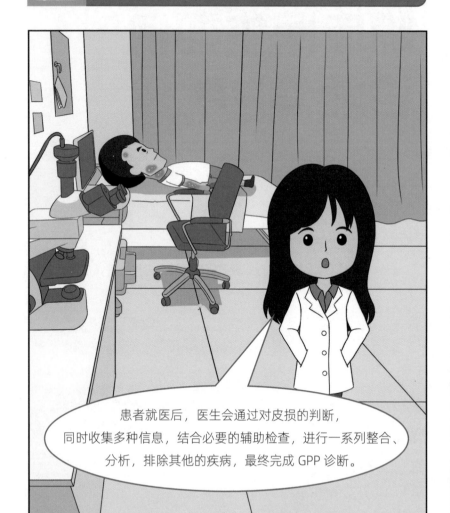

GPP 小漫画

患者就医后，医生会通过对皮损的判断，同时收集多种信息，结合必要的辅助检查，进行一系列整合、分析，排除其他的疾病，最终完成 GPP 诊断。

1 GPP 的诊断过程

☑ GPP 的诊断始于患者的主动就医

- 一般情况下，GPP 的诊断过程始于患者在门诊和急诊等一线医疗服务地点进行的主动就医

> 就医后，会进行专门的检查或者转诊，随后可进行明确诊断。

☑ 医生常规的 GPP 诊断流程

- 体格检查：大多数情况下，医生特别是皮肤科医生，可以通过患者的症状来判断是否由 GPP 引起。为了更仔细地观察，医生可能会通过皮肤镜等仪器设备观察患者的皮损情况

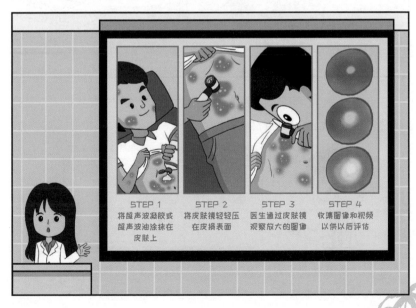

STEP 1
将超声波凝胶或超声波油涂抹在皮肤上

STEP 2
将皮肤镜轻轻压在皮损表面

STEP 3
医生通过皮肤镜观察放大的图像

STEP 4
收集图像和视频以供以后评估

☑ 病史询问：医生会询问患者病史

- 由于 GPP 还会导致发热、全身不适等皮肤外的症状，因此医生会询问患者除了皮损外，是否还有其他症状
- 医生还会询问患者是否注意到特征性的症状

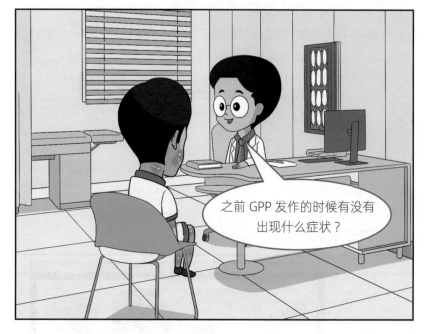

- 在准备就医时，患者可以先写下是何时发作、发作的持续时间以及是否有任何东西引起患者症状的改善或恶化

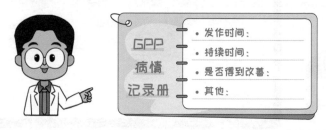

- 此外，医生可能会询问患者是否存在其他 GPP 的高危因素，如 GPP 或其他皮肤病家族史、近期感染史、自身免疫性疾病史等

- 根据患者的情况，医生可能会让患者进行血尿便常规、肝肾功能、血脂、C反应蛋白、电解质等检查评估病情

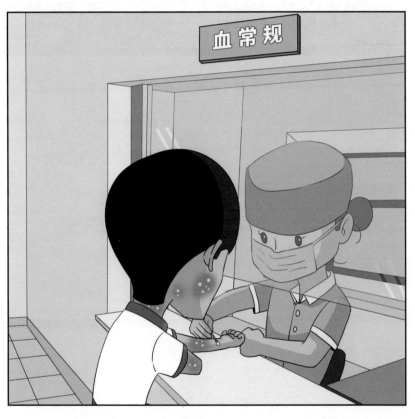

- 对于不典型病例，皮肤科医生可能会进行皮肤活检帮助判断

 皮肤活检，即通过环钻或手术获得组织样本，染色后在显微镜下观察皮肤细胞的一种检查手段。

- 此外，急性泛发性发疹性脓疱病、IgA天疱疮等疾病也可能出现与GPP相似的皮肤脓疱，医生可能会需要额外的检查进行鉴别诊断

检查项目	急性 GPP	妊娠期 GPP	婴幼儿脓疱型银屑病	环状脓疱型银屑病	GPP 的局限型
血尿便常规、肝肾功能	√	√	√	系统治疗时√	系统治疗时√
血脂	√	√	√	系统治疗时√	系统治疗时√
白蛋白、红细胞沉降率、C 反应蛋白	√	√	√	/	/
电解质	高热引起脱水、低血容量等危重情况时√				
血糖	既往有糖尿病史的患者√				
人绒毛膜促性腺激素	育龄期女性√				
ASO、血培养、脓疱液细菌培养、降钙素原、G 试验、GM 试验、胸部 CT（妊娠期和婴幼儿慎行）	高热伴发感染时√				
脑利钠肽、心电图、心脏超声	既往有心脏病史的患者√				
组织病理	诊断不典型病例时√				

3 经过信息整合与分析，结合 GPP 诊断标准， >>> 从而完成诊断

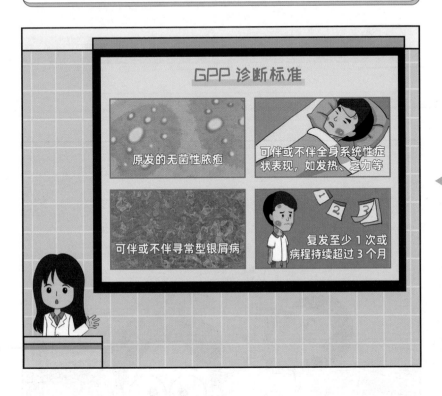

GPP 诊断标准

原发的无菌性脓疱

可伴或不伴全身系统性症状表现，如发热、乏力等

可伴或不伴寻常型银屑病

复发至少 1 次或病程持续超过 3 个月

 GPP 小贴士

在 GPP 的临床诊断中，患者主动就医十分关键。医生会通过整合与分析多种临床信息，判断患者是否符合 GPP 诊断标准，最终确认 GPP 的相关诊断。

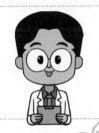

第二节 这些疾病都和 GPP 很像，该如何区分？

是不是有脓疱就叫 GPP？ > > >

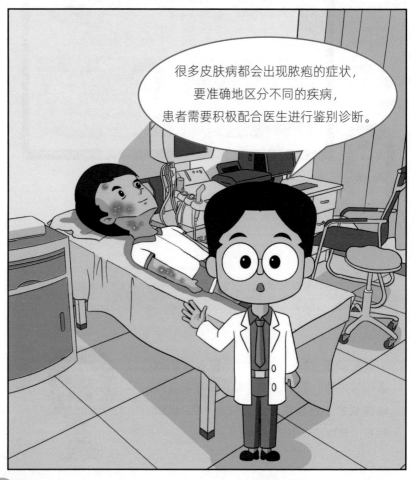

很多皮肤病都会出现脓疱的症状，
要准确地区分不同的疾病，
患者需要积极配合医生进行鉴别诊断。

一些疾病的症状、体征看起来与 GPP 相似，因此易发生混淆。在 GPP 诊断过程中，为了防止误诊，医生会注意区分这些疾病。

① 为什么出现症状还需要进行鉴别诊断 >>>

▷ 许多皮肤病引起的症状看起来都与 GPP 相似，因此有可能在最初就诊时被诊断为其他皮肤疾病，之后才被诊断为 GPP

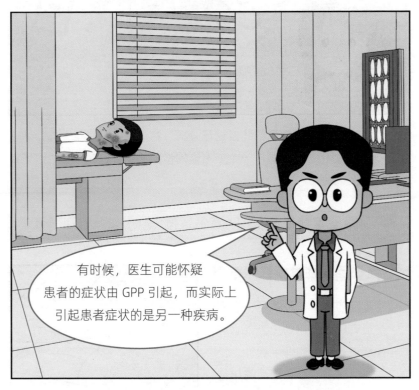

> 有时候，医生可能怀疑患者的症状由 GPP 引起，而实际上引起患者症状的是另一种疾病。

▷ 其中一些易与 GPP 混淆的疾病同样是严重的，所以可能需要患者做一些检查，从而在确认诊断前排除其他疾病的可能。这一过程就是鉴别诊断

第五章 临床医生如何诊断 GPP

② 医生鉴别诊断的过程 >>>

▷ 医生在鉴别诊断时的思维过程就像侦探一样。他们通过患者的病史、对症状的描述和检查结果等"证据"，通过医学知识和其他信息抽丝剥茧后得出线索，列出所有可能的诊断

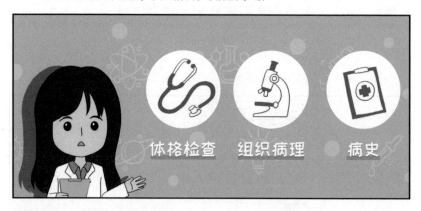

▷ 随后，医生对收集到的线索进行分析，将矛盾的可能一一排除，逐渐缩小范围，最终剩下一个最可能的诊断结果，这就是医生给患者的最终诊断

③ 哪些疾病易与 GPP 发生混淆 >>>

☑ 急性泛发性发疹性脓疱病

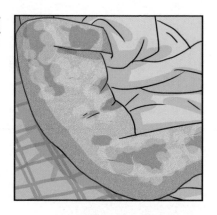

• 是重症药疹的一种类型，患者一般有明确的用药史，以水肿性红斑基础上的非毛囊性、泛发性、浅表性小脓疱为临床特征，组织学上可表现为嗜酸性粒细胞增多，糖皮质激素治疗有效，常会自行缓解

☑ IgA 天疱疮

- 表现为红斑基础上出现松弛性水疱或脓疱，直接免疫荧光会显示棘细胞间 IgA 沉积

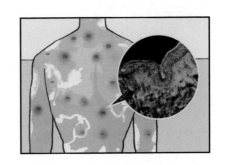

☑ 角层下脓疱性皮病

- 以环状皮损为临床特征，屈侧分布居多，表现为表浅的无菌性脓疱，一般无海绵状脓疱

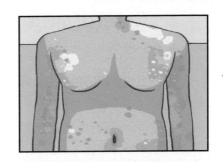

☑ 嗜酸性脓疱性毛囊炎

- 以毛囊性丘疹、脓疱为临床特征，行皮肤活检，组织学上表现为毛囊周围嗜酸性粒细胞浸润

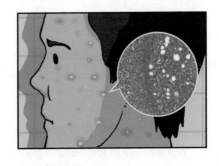

☑ Reiter 病

- 常与脓疱型银屑病重叠，伴有关节炎和尿道炎，皮损渗出明显，表面有黄褐色结痂

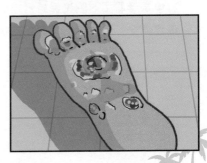

☑ 新生儿中毒性红斑

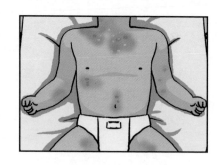

- 新生儿发病，以丘疹、脓疱、水疱和点状红斑为临床特征，行皮肤活检，组织学上表现为嗜酸性粒细胞组成的脓疱

☑ 新生儿暂时性脓疱性黑变病

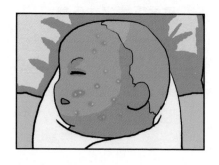

- 新生儿发病，以不伴有红斑的脓疱，且脓疱破裂后遗留色素沉着为临床特征，行皮肤活检，组织学上表现为角层下中性粒细胞浸润

 GPP 小贴士

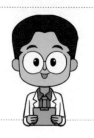

　　通过鉴别诊断，能够排除与 GPP 相像的疾病，得到更为准确的诊断结果。这一过程中患者需要对医生保持开放的心态，如实陈述病史、用药史，并配合完成检查。

第六章

如何评估 GPP 严重程度以及治疗效果

GPP 小漫画

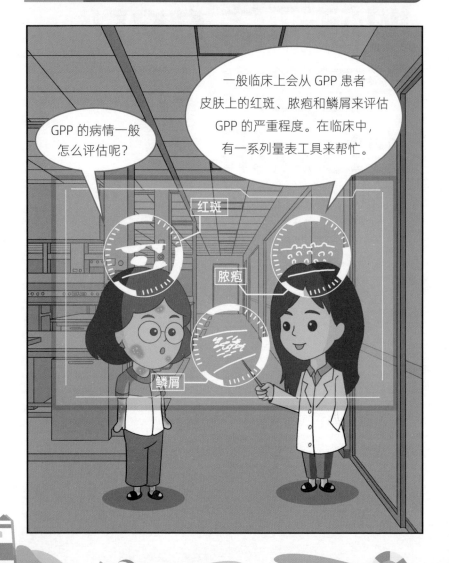

通过对患者体表皮肤受累面积、皮损分布与严重程度等方面的评估和记录，能够更好地评价 GPP 的严重程度，更好地观察疾病前后的变化。

 为什么需要评估 GPP 的严重程度

▷ 了解患者的 GPP 严重程度可以更好地评估
和管理疾病

▷ 对 GPP 严重程度的评估还可以帮助医生了
解 GPP 是否正在恶化，以及治疗效果如何

▷ 医生可能会使用一些评分工具来衡量患者
的改善情况

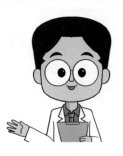

 GPP 严重程度评估工具

☑ **GPPGA——泛发性脓疱型银屑病医师总体评估**

• 每个维度按 5 分制评分，从 0（清除）到 4（重度）表述，并计算平均值

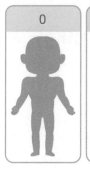 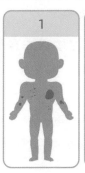 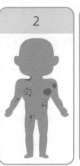 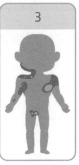 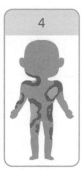

• GPPGA 是一种临床医生针对 GPP 皮损的红斑、脓疱和鳞屑 3 个维度
的严重程度，进行的整体疾病严重程度的评估方法

红斑、脓疱和鳞屑评分指导原则				
分值	□ 0 清除	□ 1 几乎清除	□ 2 轻度	□ 3 中度	□ 4 重度
红斑	正常或炎症后色素沉着	微弱红斑，弥散粉色或淡红色	淡红色	亮红色	深红色
脓疱	无可见脓疱	偶见低密度的、小的、分散（无联合）的脓疱	中等密度的、成组的、分散（无联合）的小脓疱	高密度的脓疱，有一些联合	非常高密度的脓疱，联合成大片脓疱
鳞屑	无鳞屑或硬皮	表面局部起鳞或硬皮，仅限于皮损边缘	主要为细微鳞屑或硬皮	中度鳞屑或硬皮，覆盖大多数或所有皮损	重度起鳞或硬皮，覆盖大多数或所有皮损

tips: 不要在腐烂部位评分

* 图片仅示意用，皮损状况需皮肤科医生进行专业评估

☑ GPPASI——泛发性脓疱性银屑病皮损面积与严重程度指数

- GPPASI 是针对 GPP 患者的另一种评估工具，与 GPPGA 类似，同样以红斑、脓疱、鳞屑三个维度评估皮损严重程度，但还增加了皮损受累面积以及不同区域占整体面积的权重来综合计算，为患者总体GPP 疾病状态提供了数字评分，范围为 0~72 分

- GPPASI 最终结果为红斑、脓疱和鳞屑的严重程度在 4 个身体区域GPPASI 评分的加权总和

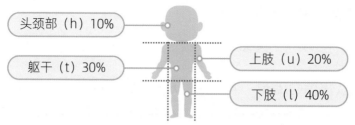

- 头颈部（h）10%
- 躯干（t）30%
- 上肢（u）20%
- 下肢（l）40%

- 皮肤科医生对四个单独身体区域进行评估，得到每个区域皮损严重程度评分（A）

症状	严重程度评分				
	☐ 0	☐ 1	☐ 2	☐ 3	☐ 4
红斑（E）	清除	几乎清除	轻度	中度	重度
脓疱（P）	清除	几乎清除	轻度	中度	重度
鳞屑（D）	清除	几乎清除	轻度	中度	重度

- GPPASI = 头部［（红斑 + 脓疱 + 脱屑）× 面积 ×0.1］+ 上肢［（红斑 + 脓疱 + 脱屑）× 面积 ×0.2］+ 躯干［（红斑 + 脓疱 + 脱屑）× 面积 × 0.3］+ 下肢［（红斑 + 脓疱 + 脱屑）× 面积 × 0.4］

- 各部位皮损面积 0、> 0~< 10%、10%~< 30%、30%~< 50%、50%~< 70%、70%~< 90%、90%~100% 分别为 0~6 分

☑ GPPASI 改善

- 按照 GPPASI 评分标准，还可通过记录治疗前后的 GPPASI 评分，以 GPPASI 评分下降率判断病情改善情况

改善程度	含义	皮损清除效果
GPPASI 50	与基线相比，GPPASI 改善 50%	皮损部分清除
GPPASI 75	与基线相比，GPPASI 改善 75%	皮损大部分清除
GPPASI 90	与基线相比，GPPASI 改善 90%	皮损几乎完全清除
GPPASI 100	与基线相比，GPPASI 改善 100%	皮损完全清除

☑ BSA 体表受累面积

- BSA 评分是评估皮肤病患者体表受累面积的评分，也可用于 GPP 的评估
- BSA 评分可以简单地将 1 个手掌大小（体表面积 1%）作为测量标准，通过看患者的皮损面积究竟有多少个手掌的大小，从而得出 BSA 评分

1%

轻度	中度	重度
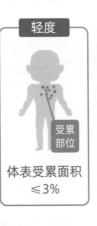 受累部位	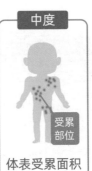 受累部位	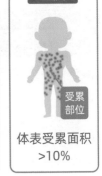 受累部位
体表受累面积 ≤3%	体表受累面积 3%~10%	体表受累面积 >10%

GPP 小贴士

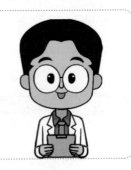

　　评估 GPP 严重程度有助于评估患者疾病的变化、制定最适合的治疗方法、评估治疗效果。GPPGA、GPPASI、BSA 等工具是临床中常用的 GPP 严重程度评估方法的有效工具。

第二节　GPP 影响到我的生活了，我该如何向医生表达？

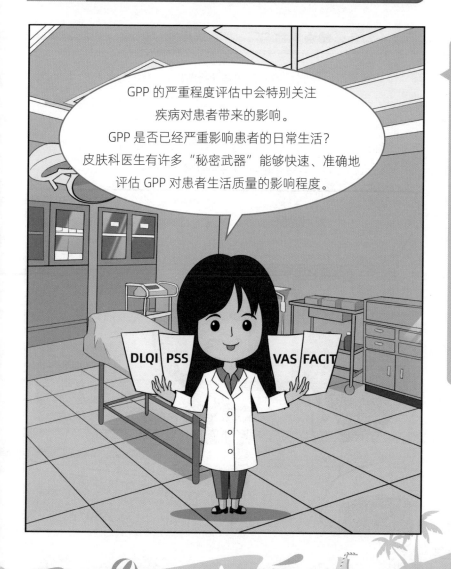

GPP 的严重程度评估中会特别关注疾病对患者带来的影响。
GPP 是否已经严重影响患者的日常生活？
皮肤科医生有许多"秘密武器"能够快速、准确地评估 GPP 对患者生活质量的影响程度。

DLQI PSS　VAS FACIT

科普时间

在临床上，有一系列的评估工具能够有效地量化评估 GPP 对患者生活质量的影响。这些评估工具还能够作为评价患者治疗后是否有所改善的依据。

1 为什么需要评估 GPP 对生活质量的影响 > > >

▷ GPP 虽然可以控制，但不能被彻底治愈，大多数患者在余生中都与 GPP 共存，而有效的疾病评估工具可以更好地评估病情，协助疾病管理

▷ 定期评估 GPP 对生活质量的影响能够帮助评估治疗对患者的改善、评估患者结局，以寻求最佳的治疗方案

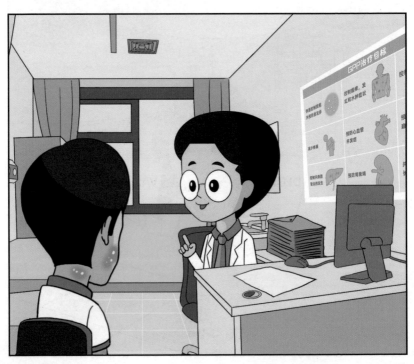

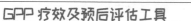

2 GPP 疗效及预后评估工具 > > >

☑ **最常用的评估工具 DLQI——皮肤病生活质量指数**

- DLQI 是一个包含 10 个问题的生活质量问卷，涵盖了 6 个领域，包括症状和感觉、日常活动、休闲、工作和学习、人际关系和治疗

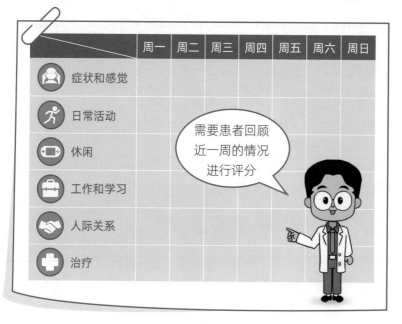

- 通过将每个问题的评分相加得出 DLQI 总分，结果范围为 0~30（0 无影响 ~30 影响极大）
- DLQI 评分越高，生活质量受影响越大：

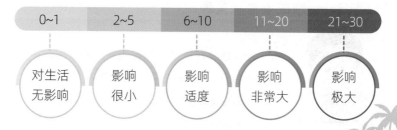

第六章 如何评估GPP严重程度以及治疗效果

- DLQI 评分较基线变化 4 分被视为具有重要临床意义的差异

DLQI（皮肤病生活质量指数）

问题 \ 分值	非常多 3	很多 2	有一点 1	没有 0
1. 最近一周，您是否有皮肤瘙痒、酸痛、疼痛或刺痛的感觉？				
2. 您是否因为皮肤问题而产生尴尬、沮丧、难过的时候？				
3. 您是否因为皮肤影响购物或做家务？				
4. 您是否因为皮肤不适而选择特殊的衣服或鞋子？				
5. 您是否因为皮肤问题而影响社交、活动或娱乐？				
6. 您是否因为皮肤问题而影响体育运动？				
7. 您是否因为皮肤问题而影响工作或学习？（是 3 / 否 0）				
8. 您是否因为皮肤问题而影响与配偶、朋友、亲属的关系？				
9. 您是否因为皮肤问题而影响性生活？				
10. 您是否因为皮肤问题而影响日常生活或额外花费时间？				

☑ PSS——银屑病症状量表

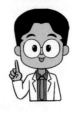

PSS 是一种由患者报告的简短的银屑病症状量表，该量表评估 GPP 患者的相关症状（疼痛、发红、瘙痒和灼烧）的严重程度

- 与 GPP 发病相关的皮肤症状，最好由患者本人进行评估
- PSS 也可用来评估治疗相关症状的效果
- PSS 评分有临床意义的最小变化为 1~2 分，PPS 总分变化 3~4 分可认为对治疗有响应

PSS（银屑病症状量表）

以下列出的是银屑病（牛皮癣）患者认为重要的一组症状。在每个问题下，请勾选与您的症状在过去 24 个小时里的严重程度最符合的对应选项。请回答每一个问题

Q1 在过去 24 个小时里，您的银屑病（牛皮癣）给您带来的**疼痛**有多严重？
- ☐ 一点也不
- ☐ 轻微
- ☐ 中度
- ☐ 重度
- ☐ 非常严重

Q2 在过去 24 个小时里，您的银屑病（牛皮癣）给您带来的**皮肤发红**有多严重？
- ☐ 一点也不
- ☐ 轻微
- ☐ 中度
- ☐ 重度
- ☐ 非常严重

Q3 在过去 24 个小时里，您的银屑病（牛皮癣）给您带来的**皮肤瘙痒**有多严重？
- ☐ 一点也不
- ☐ 轻微
- ☐ 中度
- ☐ 重度
- ☐ 非常严重

Q4 在过去 24 个小时里，您的银屑病（牛皮癣）给您带来的**皮肤灼烧感**有多严重？
- ☐ 一点也不
- ☐ 轻微
- ☐ 中度
- ☐ 重度
- ☐ 非常严重

☑ VAS——疼痛评分

- 视觉模拟法 (Visual Analogue Scale, VAS) 疼痛评分即用一条 100mm 的水平直线，两端分别定为不痛（0 分）到最痛（10 分），由被测试者在最接近自己疼痛程度的地方画垂线标记，以此量化其疼痛强度
- VAS 是一种在临床实践中简单的测量疼痛强度的方法，具有以下优点

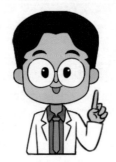

受试者易懂

经济成本低

适合经常重复使用

实施与记录快而简单

适合未经过训练的人使用

有优于其他评分（如五点尺度）的区别能力，敏感直观

- 1~3 分代表轻度疼痛，4~6 分代表中度疼痛，7~10 分代表重度疼痛

> 过去一周内您因为泛发性脓疱型银屑病（GPP）而感到的疼痛有多重？请在横向上做出垂直标记（ | ），以表明疼痛的严重程度

0
无疼痛

100
重度疼痛

☑ FACIT——疲劳量表

- 慢性疾病治疗功能评估 - 疲劳量表 (FACIT) 是国际上常用的有效测量方法。包含 13 项调查条目，评估了患者自我报告的疲劳程度及其对日常活动和功能的影响
- 评价患者 1 周内的疲劳水平

- 各条目最高评分 4 分，最低评分 0 分；将所有条目评分相加即为总分，最高得分 52 分，得分越高，表示患者越疲劳

以下是与您患有同样疾病的其他人所认为重要的陈述。请在每一行陈述之后圈选或标记一个数字，以表明在过去 7 天内最适合您的回答。

条目		一点也不	有一点	有一些	相当多	非常多
HI7	我感觉疲劳	0	1	2	3	4
HI12	我感觉全身虚弱	0	1	2	3	4
An1	我感觉无精打采（筋疲力尽）	0	1	2	3	4
An2	我感觉累	0	1	2	3	4
An3	因为累，我不能开始做事情	0	1	2	3	4
An4	因为累，我不能把事情做完	0	1	2	3	4
An5	我有精力	0	1	2	3	4
An7	我能够进行日常活动	0	1	2	3	4
An8	我在白天需要睡觉	0	1	2	3	4
An12	我累得不想吃饭	0	1	2	3	4
An14	在进行日常活动时我需要帮助	0	1	2	3	4
An15	疲劳使我不能做想做的事，这让我感到沮丧	0	1	2	3	4
An16	因为疲劳，我不得不限制自己的社交活动	0	1	2	3	4

GPP 小贴士

为了更好地了解 GPP 患者的情况，临床开发了很多的评估工具，从患者的角度评估疾病的严重程度。其中评估患者生活质量影响的 DLQI 最为常用，此外还有用于评估疾病症状的 PSS，评估疼痛情况的 VAS 疼痛量表等。因此，如果医生需要您填写完成量表，应当积极配合，这将有助于确定适合您的最佳治疗方案。

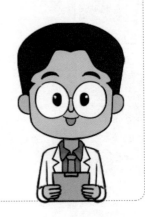

参考文献

1. 《脓疱型银屑病诊疗中国专家共识 (2022 版)》编写委员会专家组 . 脓疱型银屑病诊疗中国专家共识 (2022 版) [J]. 中华皮肤科杂志 , 2022, 55(3):9.

2. Kharawala, Golembesky S, Bohn A K, et al. The clinical, humanistic, and economic burden of generalized pustular psoriasis: a structured review [J]. Expert review of clinical immunology, 2020, 16(3) :239-252.

3. Bachelez H . Pustular psoriasis: the dawn of a new era [J]. Acta Dermato Venereologica, 2020, 100(3):15.

4. Navarini A A, Burden A D, Capon F, et al. European consensus statement on phenotypes of pustular psoriasis [J]. Journal of the European Academy of Dermatology & Venereology, 2017 Nov;31(11):1792-1799.

5. 姜海燕 , 方栩 . 泛发性脓疱性银屑病相关的研究进展 [J]. 国外医学：皮肤性病学分册 , 2004, 30(5):297-299.

6. Romiti R, Carvalho A V E, Duarte G V. Brazilian consensus on psoriasis 2020 and treatment algorithm of the brazilian society of dermatology [J]. Anais Brasileiros De Dermatologia, 2021, 96(6):778-781.

7. Choon S E, Lai N M, Mohammad N A, et al. Clinical profile, morbidity, and outcome of adult-onset generalized pustular psoriasis: analysis of 102 cases seen in a tertiary hospital in Johor, Malaysia [J]. International Journal of Dermatology, 2014, 53(6):676-684.

8. Choon S E, Navarini A A, Pinter A. Clinical course and characteristics of generalized pustular Psoriasis [J]. American Journal of Clinical Dermatology, 2022, 23(Suppl 1):21-29.

9. von Zumbusch L. Psoriasis und pustulSses Exanthem [J]. Archives of Dermatology & Syphilology, 1910, 99:335-346.

10. Marrakchi S, Guigue P, Renshaw B R, et al. Interleukin-36-receptor antagonist deficiency and generalized pustular psoriasis [J]. New England Journal of Medicine, 2011, 365(7):620-628.

11. Ohkawara A, Yasuda H, Kobayashi H, et al. Generalized pustular psoriasis in

Japan: two distinct groups formed by differences in symptoms and genetic background [J]. Acta Dermato Venereologica, 1996, 76(1):68-71.

12. Augey F, Renaudier P, Nicolas J F. Generalized pustular psoriasis (Zumbusch): a French epidemiological survey [J]. European Journal of Dermatology, 2006, 16(6):669-673.

13. Lee J Y, Kang S, Park J S, et al. Prevalence of psoriasis in Korea: a population-based epidemiological study using the Korean national health insurance database [J]. Annals of Dermatology, 2017, 29(6):761-767.

14. Löfvendahl S, Norlin J M, Schmitt-Egenolf M. Prevalence and incidence of generalized pustular psoriasis in Sweden: a population-based register study [J]. British Journal of Dermatology, 2022, 186(6):970-976.

15. 金伯泉. 医学免疫学 [M]. 北京：人民卫生出版社，2008.

16. Zheng M, Jullien D, Eyerich K. The Prevalence and disease characteristics of generalized pustular psoriasis [J]. American Journal of Clinical Dermatology, 2022, 23(Suppl 1):5-12.

17. Kotowsky N, Feldman S R, Garry E M, et al. Characteristics of patients with generalized pustular psoriasis compared to those with psoriasis vulgaris: a claims database study [J]. Journal of Investigative Dermatology,2020 (140): 58.

18. Golembesky A K, Kotowsky N, Gao R, et al. Healthcare resource utilization (HCRU) in patients with generalized pustular psoriasis(GPP) in Japan: a claims database study [J].Value in Health Regional Issues, 2020,22(S98):16.

19. Baker H, Ryan T J. Generalized pustular psoriasis: a clinical and epidemiological study of 104 cases [J]. British Journal of Dermatology, 1968, 80(12):771-793.

20. Lowe N J, Ridgway H B. Generalized pustular psoriasis precipitated by lithium carbonate [J]. Archives of Dermatology, 1978, 114(12):1788-1789.

21. Hu C H, Miller A C, Peppercorn R, et al. Generalized pustular psoriasis provoked by propranolol [J]. Archives of Dermatology, 1985, 121(10):1326-1337.

22. Lotem M, Ingber A, Segal R, et al. Generalized pustular drug rash induced by hydroxychloroquine [J]. Acta Dermato Venereologica, 1990, 70(3):250-261.

23. Almutairi D, Sheasgreen C, Weizman A, et al. Generalized pustular psoriasis induced by infliximab in a patient with inflammatory bowel disease [J]. Journal of Custaneous Medicine and Surgery, 2018, 22(5):507-510.

24. Pai Y X, Chen C C. Flare-up of pustular psoriasis after ustekinumab therapy: Case report and literature review [J]. Dermatologica Sinica, 2018(36):222-225.

25. Sbidian E, Madrange M, Viguier M, et al. Respiratory virus infection triggers acute psoriasis flares across different clinical subtypes and genetic backgrounds [J]. British Journal of Dermatology, 2019, 181(6):1304-1306.

26. Ly K, Beck K M, Smith M P, et al. Diagnosis and screening of patients with generalized pustular psoriasis [J]. Psoriasis (Auckl), 2019, 9:37-42.

27. Mössner R, Wilsmann-Theis D, Oji V, et al. The genetic basis for most patients with pustular skin disease remains elusive [J]. British Journal of Dermatology, 2018, 178(3).740-748.

28. Benjegerdes K E, Hyde K, Kivelevitch D, et al. Pustular psoriasis: pathophysiology and current treatment perspectives [J]. Psoriasis (Auckl), 2016, 6:131-144.

29. 金彩云 . 泛发性脓疱性银屑病发病机制及诱因的研究进展 [J]. 实用预防医学 ,2007(04):1323-1325.

30. 中华医学会皮肤性病学分会银屑病专业委员会 . 中国银屑病诊疗指南（2018 完整版）[J]. 中华皮肤科杂志， 2019， 52(10):667-710.

31. 乔菊，贾倩楠，李峰，等 . 寻常性银屑病患者饮食危险因素流行病学调查 [J]. 中国皮肤性病学杂志 ,2017,31(12):1301-1305.

32. 王晓宇，张春雷，王文慧 . 食物及营养状况与银屑病发病及进展的关系 [J]. 临床皮肤科杂志 ,2019,48(12):778-780.

33. Ford A R, Siegel M, Bagel J, et al. Dietary recommendations for adults with psoriasis or psoriatic arthritis from the medical board of the national psoriasis foundation: a systematic review [J]. JAMA Dermatology, 2018, 154(8): 934-950.

34. 孙建国，苏春霞 . 中国临床肿瘤学会患者教育手册：肺癌 [M]. 人民卫生出版社，2021.

参考文献

35. 葛均波, 徐永健, 王辰编. 内科学 [M]. 9 版. 北京: 人民卫生出版社, 2018.

36. Langley R G, Feldman S R, Nyirady J, et al. The 5-point investigator's global assessment (IGA) scale: a modified tool for evaluating plaque psoriasis severity in clinical trials [J]. Journal of Dermatological Treatment, 2015, 26(1):23-31.

37. Fredriksson T, Pettersson U. Severe psoriasis—oral therapy with a new retinoid [J]. Dermatologica, 1978, 157(4):238-244.

38. Feldman S R, Krueger G G. Psoriasis assessment tools in clinical trials [J]. Annals of the Rhenmatic Diseases, 2005, 64 (Suppl 2):65-73.

39. Gisondi P, Altomare G, Ayala F, et al. Italian guidelines on the systemic treatments of moderate-to-severe plaque psoriasis [J]. Journal of the European Academy of Dermatology and Venereology, 2017, 31(5):774-790.

40. Rentz A M, Skalicky A M, Esser D, et al. Reliability, validity, and the ability to detect change of the Psoriasis Symptom Scale (PSS) in patients with plaque psoriasis [J]. Journal of Dermatological Treatment, 2020, 31(5):460-469.

41. Rentz A M, Skalicky A M, Burslem K, et al. The content validity of the PSS in patients with plaque psoriasis [J]. Journal of Patient Reported Outcomes, 2017, 1(1):4.

42. 宗行万之助. 疼痛的估价——用特殊的视觉模拟评分法作参考 (VAS) [J]. 实用疼痛学杂志, 1994(4):1.

43. Montan I, Löwe B, Cella D, et al. General population norms for the functional assessment of chronic illness therapy (FACIT)-fatigue scale [J]. Value Health, 2018, 21(11):1313-1321.